中国医学临床百家

# 乳腺癌乳房重建

## 宋尔卫 2017 观点

主　编　宋尔卫

编　者　李顺荣　陈　凯　饶南燕　胡婷婷

　　　　陈彦博　聂　燕　朱李玲

指　导　刘　强　苏逢锡

绘　图　朱李玲　谭璐媛

科学技术文献出版社
SCIENTIFIC AND TECHNICAL DOCUMENTATION PRESS

·北京·

**图书在版编目（CIP）数据**

乳腺癌乳房重建宋尔卫2017观点 / 宋尔卫主编. —北京：科学技术文献出版社，2017.11

ISBN 978-7-5189-3456-0

Ⅰ.①乳…　Ⅱ.①宋…　Ⅲ.①乳腺癌—外科手术　Ⅳ.① R737.9

中国版本图书馆 CIP 数据核字（2017）第 252034 号

**乳腺癌乳房重建宋尔卫2017观点**

策划编辑：孔荣华　　责任编辑：戚红丹　　责任校对：张吲哚　　责任出版：张志平

| | |
|---|---|
| 出　版　者 | 科学技术文献出版社 |
| 地　　　址 | 北京市复兴路15号　　邮编　100038 |
| 编　务　部 | （010）58882938，58882087（传真） |
| 发　行　部 | （010）58882868，58882874（传真） |
| 邮　购　部 | （010）58882873 |
| 官 方 网 址 | www.stdp.com.cn |
| 发　行　者 | 科学技术文献出版社发行　全国各地新华书店经销 |
| 印　刷　者 | 虎彩印艺股份有限公司 |
| 版　　　次 | 2017 年 11 月第 1 版　2017 年 11 月第 1 次印刷 |
| 开　　　本 | 710×1000　1/16 |
| 字　　　数 | 47千 |
| 印　　　张 | 5.75　彩插4面 |
| 书　　　号 | ISBN 978-7-5189-3456-0 |
| 定　　　价 | 68.00元 |

# 序
## Foreword

韩启德

　　欧洲文艺复兴后，以维萨利发表《人体构造》为标志，现代医学不断发展，特别是从 19 世纪末开始，随着科学技术成果大量应用于医学，现代医学发展日新月异，发生了根本性的变化。

　　在过去的一个世纪里，我国现代化进程加快，现代医学也急起直追。但由于启程晚，经济社会发展落后，在相当长的时期里，我国的现代医学远远落后于发达国家。记得 20 世纪 50 年代，我虽然生活在上海这个最发达的城市里，但是母亲做子宫切除术还要到全市最高级的医院才能完成；我患猩红热继发严重风湿性心包炎，只在最严重昏迷时用过一点青霉素。20世纪60—70年代，我从上海第一医学院毕业后到陕西农村基层工作，在很多时候还只能靠"一根针，一把草"治病。但是改革开放仅仅30多年，我国现代医学的发展水平已经接近发达国家。可以说，世界上所有先进的诊疗方法，中国的医生都能做，有的还做得更好。更为可喜的是，近年来我国医学界开始取得越来越多的原创性成果，在某些点上已经处于世界领先地位。中国医生已经不再盲从发达国家的疾病诊疗指南，而能根据我们自己的经验和发现，根据我国自己的实际情况制定临床标准和规范。我们越来越有自己的东西了。

要把我们"自己的东西"扩展开来，要获得越来越多"自己的东西"，就必须加强学术交流。我们一直非常重视与国外的学术交流，第一时间掌握国外学术动向，越来越多地参与国际学术会议，有了"自己的东西"也总是要在国外著名刊物去发表。但与此同时，我们更需要重视国内的学术交流，第一时间把自己的创新成果和可贵的经验传播给国内同行，不仅为加强学术互动，促进学术发展，更为学术成果的推广和应用，推动我国医学事业发展。

我国医学发展很不平衡，经济发达地区与落后地区之间差别巨大，先进医疗技术往往只有在大城市、大医院才能开展。在这种情况下，更需要采取有效方式，把现代医学的最新进展以及我国自己的研究成果和先进经验广泛传播开去。

基于以上考虑，科学技术文献出版社精心策划出版《中国医学临床百家》丛书。每本书涵盖一种或一类疾病，由该疾病领域领军专家撰写，重点介绍学术发展历史和最新研究进展，并提供具体临床实践指导。临床疾病上千种，丛书拟以每年百种以上规模持续出版，高时效性地整体展示我国临床研究和实践的最高水平，不能不说是一个重大和艰难的任务。

我浏览了丛书中已经完稿的几本书，感觉都写得很好，既全面阐述有关疾病的基本知识及其来龙去脉，又介绍疾病的最新进展，包括笔者本人及其团队的创新性观点和临床经验，学风严谨，内容深入浅出。相信每一本都保持这样质量的书定会受到医学界的欢迎，成为我国又一项成功的优秀出版工程。

《中国医学临床百家》丛书出版工程的启动，是我国现代医学百年进步的标志，也必将对我国临床医学发展起到积极的推动作用。衷心希望《中国医学临床百家》丛书的出版取得圆满成功！

是为序。

# 作者简介

宋尔卫，男，1970年4月出生于广东省广州市。现任中山大学中山医学院院长、中山大学孙逸仙纪念医院院长、中山大学孙逸仙纪念医院乳腺肿瘤医学中心学科带头人、教授、主任医师、博士生导师。

宋尔卫教授于2000年在中山医科大学获医学博士学位，先后在德国艾森大学医学院及美国哈佛大学医学院从事研究工作，2004年8月回国后全职在中山大学工作。2005年获国家杰出青年基金，2007年被聘为教育部长江学者特聘教授，2009年被评为美国中华医学基金会（CMB）杰出教授，并获得第二届谈家桢生命科学创新奖，2013年获何梁何利基金科学与技术创新奖，2014年入选中组部"万人计划"第一批科技创新领军人才；主持科技部国家重点研发计划项目、国家重大科学研究计划项目、国家自然科学基金创新研究群体项目和国家自然科学基金重大、重点项目等多项重大科研项目。

宋尔卫教授特别注重临床实践与基础研究结合，围绕肿瘤转移，对肿瘤炎性微环境和非编码RNA（ncRNA）的作用开展深入研究。这些系统性的创新成果为靶向ncRNA和肿瘤微环境诊治肿瘤开拓了新思路，产生了重要国际影响，《Cancer Cell》中国亮点专题介绍了其相关成果。以第一或通讯作者发表 SCI 期刊论著 111 篇，他引总数 5734 次，包括以通讯作者在《Cell》《Cancer Cell》《Science Translational Medicine》等期刊发表 51 篇（SCI 他引共 2859 次，其中单篇最高 995 次，7 篇他引超 100 次）；以第一作者在《Nature Medicine》等期刊发表 12 篇。研究成果共获国内外发明专利授权 8 项，以第一完成人获 2015 年国家自然科学二等奖、2013 年教育部高等学校科学研究优秀成果奖（自然科学奖）一等奖和 2014 年广东省科学技术奖（自然科学类）一等奖。此外，他还担任《BMC Cancer》和《Cancer Science》杂志副主编，《Journal of Biological Chemistry》杂志编委；主编 4 部专著，参与 3 部乳腺癌诊疗共识和 5 部专著的编写。

作为临床医师，宋尔卫教授每年诊治乳腺癌患者 300 余例，改良了乳腺癌保乳术式，开展乳腺肿瘤整形修复和乳房重建等手术，主持 3 项乳腺癌临床试验。创建融合外科、内科、整形、科研、转化的乳腺肿瘤中心。分别于 2014 年、2015 年和 2016 年获"中山大学名医""岭南名医"和"羊城名医"称号。现任中国抗癌协会乳腺癌专业委员会、中国抗癌协会肿瘤转移专业委员会副主任委员，中国医师协会外科医师分会乳腺外科医师委员会副主任委员，广东省医学会乳腺病学分会主任委员，广东省抗癌协会乳腺癌专业委员会主任委员，并任中央保健委员会保健会诊专家。

# 前　言

　　在过去的 20 年里，我们专科经历了许多风雨和变革，从普通外科下面的一个乳腺专业组，发展到今天的乳腺癌专病学科群——乳腺肿瘤中心，拥有自己的乳腺肿瘤外科，乳腺整形修复外科，乳腺肿瘤内科，乳腺诊断部，乳腺病理科，乳腺放疗科和乳腺癌研究所等多个部门的一体化结构。我们知道，在目前的乳腺癌治疗手段中，外科治疗还是处于主导地位。在外科治疗方面，我们没有满足于现状、止步不前，而是坚持在外科技术上日行规范，力求难度突破。因此，我们从单纯的肿瘤外科手术——保乳手术和切乳手术，拓展到乳腺癌整形重建的技术，使得对美有更高要求的乳腺癌患者能重获自信，重返社会。对于不可手术的胸壁局部溃疡破烂的晚期患者，乳腺癌整形修复技术同样可以显著提高生活质量，免除肿瘤破溃出血和溃疡恶臭的困扰。乳腺癌乳房整形重建手术在欧美国家技术较为成熟，但在我国目前仍是刚起步阶段。随着越来越多的患者要求提高生活质量，乳腺癌乳房整形重建手术一定是未来乳腺外科治疗领域里的主角。一般来说，乳腺癌乳房整形重建包括两个方面：乳房再造，胸壁修复。

　　乳房再造，以患者乳房"重塑如初"为主要目的，采用假体或自体组织重新"再造"一个自然、美丽的乳房。假体技术是乳腺癌整形修复中相对简单的技术。然而，因为假体材料的独特性，对于巨大乳房和下垂的患者，单纯使用假体模拟对侧自然形态的乳房，有先天不足的缺点。无论在对称性，手感，质感和动感方面均不如自然乳房。因此，自体组织技术是乳房再造中可以选择的技术。它克服了假体的缺点，在模拟乳房形态上有很大的优势。然而自体组织重建需要较高的技术门槛，只能在部分医院施行，不能大面积推广。除了我们熟知的背阔肌和腹直肌皮瓣以外，还可以有斜方肌、胸大肌、股前外侧肌等皮瓣，利用这些皮瓣，或带蒂，或游离，或串联，或并联，或逆行，或一期重建，或二期重建，我们能有许多的"招式"可用。

对于许多胸壁肿瘤广泛、深度浸润，放疗后胸骨坏死合并胸壁溃疡，放疗后瘢痕挛缩影响关节功能，传统观念判断为不可手术但因疼痛导致生活质量很差的患者，我们可以进行大范围的手术切除后，采用基于自体组织皮瓣的胸壁修复手术对伤口进行覆盖，从根本上改善生存质量，甚至对部分患者能达到根治性切除。对于需要进行肋骨或胸骨切除后进行"硬胸壁"重建的患者，我们要明确我们修复的不仅仅是软组织的缺损，更是硬胸廓的组织。硬胸壁重建修复是需要多学科联合的高难度手术，其涉及呼吸系统，骨性结构重建和连接，皮瓣的选择，大血管以及显微血管的处理。这是一个涉及多学科、多层面、多技术，从宏观到微观的高难度的外科手术体系，也是对一个乳腺外科团队的全面考验。

《乳腺癌乳房重建宋尔卫2017观点》是一本纯粹的"干货"输出的临床实用工具书。书中展示的绝大多数都是我们整形修复团队在借鉴了国内外优秀的理念后，通过自己丰富的临床实践所总结出来的临床经验。与传统的整形重建相关外科学著作不一样的是，我们强调"实用"，因此我们将在一些具体问题上毫无保留地给大家分享每一个细节，特别是具体的外科操作方面。我们不仅仅希望能抛砖引玉，引发讨论，我们更希望的是读者在读完我们这本书后，能有一点收获，并应用到各种的临床工作中去。这是我们最喜闻乐见的事。

让我们一起努力，为乳腺癌患者提供更多的选择。

宋尔卫

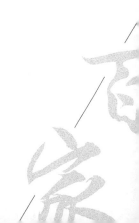

# 目 录
Contents

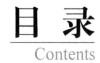

**总论与乳房美学 / 001**

1. 乳房社会学功能的转变、不同类型乳房的美学参数和体积测量 / 001

2. 影响乳房的美学形态主要包括体积、对称性（重要径线）和下垂度等 / 003

3. 乳腺癌整形重建按目的可以分为乳房再造与胸壁修复 / 006

**硅胶假体乳房再造 / 009**

4. 硅胶假体乳房再造的时机分为即时再造与延时再造 / 009

5. 假体类型的选择很重要，有毛面假体 / 光面假体，解剖型假体 / 圆型假体，高 / 中 / 低凸型假体等 / 010

6. 假体形状的选择最重要的是凸度和基底宽度 / 011

7. 假体植入常用手术入路及放置位置，以及去细胞真皮补片（ADM）的应用 / 012

8. 乳腺癌乳房重建手术的前提是保证肿瘤安全性的原发肿物完整切除 / 015

9. 在分离胸大肌时，注意层次，避免损伤胸膜造成血气胸 / 016

10. 扩张囊置换硅胶的重要手术细节 / 017

11. 硅胶假体手术的并发症包括围手术期的并发症与术后的远期并发症，其预防和处理都非常重要 / 018

## 背阔肌 / 024

12. 背阔肌肌皮瓣的优缺点与适应证 / 024

13. 背阔肌肌皮瓣的操作及要点 / 025

## 横形腹直肌肌皮瓣 / 029

14. 腹直肌肌皮瓣可分为带蒂或游离，其中横形腹直肌肌皮瓣 (TRAM) 应用最多 / 029

15. 带蒂腹直肌肌皮瓣的关键手术细节 / 034

## 游离腹部皮瓣 / 038

16. 乳房重建常用的游离皮瓣有腹直肌、股前外侧肌，以及臀大肌肌皮瓣等，又以腹直肌肌皮瓣应用最广泛 / 038

17. 了解供区血管解剖及变异，熟悉可选择的受区血管是游离皮瓣的基础，术前血管定位是关键 / 041

18. 游离腹部皮瓣关键手术细节 / 043

19. 皮瓣危象是游离皮瓣重建术后最严重也是最紧急的并发症，了解其原因有助于我们更好地预防其发生 / 050

20. 感染和脂肪坏死也是游离皮瓣术后的并发症 / 052

## 脂肪移植在乳房重建和整形美容中的应用 / 054

21. 乳房脂肪移植技术适用于乳腺癌患者术后乳房再造及要求乳房整形美容的正常人群 / 054

22. 脂肪移植主要包括获取、加工和注入三个部分,加工过程直接影响脂肪细胞活性和术后存活率 / 055

23. 获取和移植脂肪细胞整个过程和移植受体区情况均是影响脂肪移植细胞存活与美容效果的重要因素 / 056

24. 脂肪移植存在一些难题,尤其是移植脂肪的存活率及术后脂肪吸收影响手术效果的问题 / 057

25. 脂肪移植目前仍存在一定的争议,可能会出现一些并发症,同时其致瘤性等临床安全性也是一个争论的焦点问题 / 058

**胸壁 / 腹壁重建修复术 / 060**

26. 符合指征的胸壁重建其目的主要包括重建胸壁的稳定性和建立可靠且血运良好的软组织覆盖 / 062

27. 对于肿瘤切除所致胸壁缺损,重建胸壁的稳定性是第一要务。其次是骨骼的稳定性 / 063

28. 软组织皮瓣修复是胸壁重建修复中的第二个重要部分,包括胸大肌、前锯肌、背阔肌、腹直肌、斜方肌及网膜修补等 / 065

29. 腹壁重建的目标是通过用稳固的软组织覆盖,恢复筋膜的完整性,预防疝形成,保护腹部脏器,并尽可能地恢复功能 / 067

30. 当腹中线的筋膜边缘不能在低张力下对合时,应考虑使用游离周围组织结构的技术 / 068

31. 切口疝是外科医师在重建中常遇到的一个手术并发症,且修补后仍有较高的复发率。局部的感染会增加其复发的风险 / 069

32. 使用补片可有效降低术后疝的复发率。针对不同的伤口情况选择不同的补片及手术方式很重要 / 069

33. 腹壁缺陷都应进行一期修复，除非患者不稳定或组织有明显的细菌污染。此时先行多次清创，再行延迟性修复重建 / 072

**出版者后记 / 075**

# 总论与乳房美学

## 1. 乳房社会学功能的转变、不同类型乳房的美学参数和体积测量

在原始社会，乳房仅仅是女性的哺乳器官。随着社会的发展，乳房作为女性的第二性征，也被视为反映女性形态美的决定性因素之一。而从现代社会心理学的角度来说，拥有更加性感乳房的女性不管是在生活中还是在工作上都会更加的自信，而乳房出现缺损或畸形的女性心理问题也较正常女性常见。这也是乳房社会学功能的表现。女性乳房的大小、形态因人而异，不同人种的乳房正常形态也不完全相同。成年未育女性与已婚已育女性的形态也有所不同。女性乳房可分为以下五种类型：（1）幼稚型：乳腺基本属于未发育的状态，乳晕区明显但乳头偏小，隐约可见乳房轮廓，环差小于 5cm（环差等于过乳头胸围减乳房下皱襞胸围），多见于 10 岁以下女童。（2）圆盘型：乳房前突的长度 2～3cm，小于乳房基部的半径，其形态似倒扣的盘

子，乳头在圆盘中央，此时的乳房为初步的发育状态，胸围环差约 6cm，属比较平坦的乳房，穿衣服时较难明显看见乳房的外形。这种类型多见青春发育初期，10～16 岁少女，青年女性约有 15% 为圆盘型。（3）半球型：乳房前突的长度（4～5cm）约等于乳房基部的半径，其形状为圆形，丰满，乳头在中央位。整个乳房隆起明显，似半球形，体积为 200～300ml，胸围环差为 12～14cm，这类型乳房较为美观，穿衣服时可以看见有明显的乳房外形。18 岁以上青年女性当中约 50% 为半球型乳房。

（4）丰满型（挺立型）：此型乳房前突 5～6cm，大约等于乳房底盘半径，既不像半球体也不像圆锥体。这类乳房的乳腺发育良好，乳房体积能达到 300～400ml。胸围环差 14～16cm。这类型乳房形态饱满挺拔，富有弹性和柔韧感。乳头前突且微微上翘。由于重力作用，乳头和乳房会稍向外下移位。乳房上半部皮肤成斜坡形，下半部皮肤为弧线形。此类乳房的乳沟较为明显，皮肤也有明显的张力。青年女性当中约 20% 为丰满型乳房。

（5）悬垂型：乳房前突的长度大于乳房基部直径，皮肤较松弛，弹性较差，因此受重力作用而下垂，整个乳房明显向下倾斜，乳房下部皮肤最低点低于乳房下缘，乳房下皱襞形成明显，乳沟宽而浅，主要见于 50 岁以后的中老年女性。

## 2. 影响乳房的美学形态主要包括体积、对称性（重要径线）和下垂度等

关于乳房的大小评估，日常生活中人们常用罩杯的大小来表示。而罩杯的尺寸大小是由女性的胸围（沿女性乳头绕胸一周的长度）减去下胸围（沿女性乳房下皱襞绕胸一周的长度）的差计算出来的。胸罩罩杯尺寸对应主要取决于过乳头胸围与过乳房下皱襞胸围的差值。若差值为 10cm、12.5cm、15cm、17.5cm 和 20cm，则分别为 A、B、C、D、E 杯。但罩杯事实上只是民间谈论乳房体积大小的一种方法。对于医学整形美容而言，准确估计乳房体积非常重要。常用的方法有径线估算法和影像学检查测算法。径线估算法主要通过各种乳房的径线以一定的估算公式进行计算，粗略估计体积，这种方法经临床实践效果不佳。主要原因是任何一种估算方法都过于粗略，无法考虑到患者的实际情况，特别是下垂度和皮肤弹性的影响，因此，我们不推荐任何径线估算法。影像学检查测算法相对较为准确，例如，可以采用 MRI 测量法。在使用 MRI 扫描时，患者处于俯卧位，乳房位置佩戴一个专用的线圈，以防止乳房受压。通过对乳房各个层面的扫描，通过软件计算出乳房的体积。该方法结果较可靠，且可以评估乳房假体的情况，测定假体的体积。CT 测量法是另一种费用较低的方法，但不足之处是有辐射。此外，可通过 3D 激光扫描仪或者立体照相机扫描患者胸部，从而获得乳房构建 3D 模型的数据，并在计算机中计算 3D 模型的体积。该方法测量结果较为准

确，但成本较高，且耗时较长。在手术当中，可以将切下来的乳腺组织采用排水体积测量法进一步测算体积，将标本直接浸没到装有水的烧杯中，通过计算标本排开的水的体积来估算标本的体积，测量方法简单。虽然目前术前的体积估计方法有很多，但是仍没有金标准或被国际共识专家所推荐的方法。我们的临床实践经验提示，径线测量估算准确性有待提高，影像检查估算需要专门的影像学医师配合，时间与人员成本高。因此我们还是以人工目测结合个人经验为主。我们发现对于工作 3 年以上的乳房整形修复外科医师来说，以个人经验为基础，采用人工目测估算方法所估计的体积是相对准确的。

对称性主要表现在体积，以及双侧乳房各种美学解剖径线的差异程度两方面。对于单侧乳房来说，有若干重要的美学解剖径线我们需要熟悉：（1）反映乳房位置的参数：①胸乳距：胸骨上切迹中点至乳头中点间距。②锁乳距：锁骨中点至乳头中点间距。③乳头间距：双侧乳头中间点距离。④乳头中线距：乳头到胸骨中线的距离。⑤乳头内缘间距：两乳头内侧缘间距离。（2）反映乳房形态的参数：①乳房高度：侧面观时经乳房最凸出平面至胸骨上切迹所在平面的垂直距离。②乳房基底横径：乳房内侧隆起处至乳房外侧隆起处连线距离。③乳头至下皱襞距：乳头中点到乳房下皱襞最低点曲面距离。④乳晕直径：经乳头中心测量乳晕水平方向的直径。（3）其他参数：包括经乳头胸围、经腋皱襞胸围、经乳房下皱襞胸围等。

随着年龄的增长及女性的怀孕等因素，大部分人都会出现不同程度的乳房下垂。来自意大利的哺乳工作组在 2004 年的一项研究显示，来自意大利三家医院的接近 500 位母亲在产后接受问卷调查时，有 73% 的女性均表示相比于怀孕前，乳房有变大、松弛、下垂等表现。但该研究通过比较哺乳与非哺乳的母亲后发现，乳房的改变原因并不在于哺乳，而在于怀孕，这一结论后来也被更多的后续研究所证实。其原因在于孕期相关激素升高，乳房体积会增大，加上重力的作用，乳房的皮肤和悬韧带被拉伸延长，产后激素水平下降后，乳房的实质部分会减少，但已被拉伸而松弛的皮肤和悬韧带却几乎难以缩回至原来的大小，所以会觉得下垂了。研究也发现，怀孕次数多、肥胖、年纪大、吸烟、孕前乳房偏大等均是生产后乳房下垂的危险因素。而部分中青年女性减肥过快也容易造成乳房的下垂。老年人则因为机体机能和内分泌的退化等原因出现乳房的下垂。

根据乳房下垂的程度不同可将其分为四度：（1）轻度下垂：乳房下极超过下皱襞 1 ~ 2cm；（2）中度下垂：乳房下极超过下皱襞 2 ~ 3cm；（3）重度下垂：乳房下极超过下皱襞 4 ~ 10cm；（4）特重度下垂：乳房下极超过下皱襞 10cm 以上。

在了解乳房的体积、对称性（解剖径线）和下垂度后，我们自然面临的一个问题是什么样的乳房才是最美的？正如一千个人就有一千个哈姆雷特，对于这个问题不同的人会有不同的答案。而古罗马女神维纳斯的雕像也在一定程度上反映了当时人们对于乳房美学的普遍审美。而在中国唐朝以胖为美的年代，往往偏大的乳房是人们审美的追求，因而整个社会也掀起了一股追求"丰乳肥臀"的风气。现实生活中关于"隆胸"及"木瓜丰胸"的例子非常多，这也一定程度上反映了部分人对于更大体积乳房的追求。但实际上，乳房并不是越大越美观，临床上因为乳房太大而饱受苦恼来医院行缩乳手术的患者并不少见。总体而言，乳房的美在于大小、位置、形态的适中与和谐。对于大部分人的审美来说，圆润、挺拔、比例恰当的乳房是现代女性年轻、富有魅力的表现之一。在实际的临床工作当中，特别是乳腺癌整形修复手术当中，术前应当与患者进行充分沟通，了解患者对"美"的要求和理解，才可以重建出患者心目中"最美"的乳房。当然了，也只有在保证健康的前提下才能去追求乳房的美观。而关于乳房保健及美容知识的普及，也应该成为广大乳腺科医务人员的重要工作之一。

## 3. 乳腺癌整形重建按目的可以分为乳房再造与胸壁修复

探讨乳腺癌整形重建，首先要明确其定义和分类。从临床实用的角度出发，乳房重建的定义按目的不同可以分为两大类，第一类是以再造乳房为目的的乳房再造重建，这一类手术以对侧健康乳房为参照，在患者进行患侧乳房全切术后进行乳房再造，再造的目标是做出和对侧乳房大小、位置对称的新乳房，以对称和美观为手术的终点目标。第二类是以修补创面为目的的胸壁修复重建，主要针对局部晚期乳腺癌患者，这部分患者在进行手术根治切除肿物后皮肤缺损过大，需要采用皮瓣技术进行覆盖。这类手术主要目的是以皮瓣覆盖手术创面，不追求对称与美。

乳房再造重建可以选择异体组织或者自体组织进行乳房重建。异体植入物通常指硅胶。自体组织指的是患者自身的带蒂或游离皮瓣。硅胶乳房再造术与自体组织乳房再造术各有优缺点。前者创伤小，术后恢复快，但适用人群相对较窄，硅胶作为异物，术后存在感染和包膜挛缩的风险。此外，对于单侧硅胶乳房重建的患者而言，远期美容效果不如自体组织。自体组织在乳房外形，术后美容效果方面优于硅胶，但患者创伤稍大，且对术者的经验和水平有一定的要求。在临床实践中，一般对中等偏大和下垂的乳房倾向于使用自体皮瓣进行再造，对于中等偏小且没有下垂的乳房，可以选择硅胶假体再造。按手术的时机不同可以分为即时再造与延时再造。乳腺癌患者在进行乳腺癌根治手术的同时完成乳房重建称之为即时重建。即时乳房再造的优点是可以尽可能保留乳房的皮肤，达到最佳的重建效果；另外，患者一次手术同时完成肿瘤切除和乳房重建，术后没有经历形体缺失的打击，精神上遭受的痛苦少。乳腺癌根治术完成一段时间，创面愈合后再进行乳房重建，称为延时乳房重建。延时乳房重建即使效果不如即时重建，但因为患者对乳房缺失有着痛苦的切身体会，因此，往往对乳房再造效果能够做出理性的判断，从而术后满意度较高；缺点是需要两次手术，所需费用也较即时乳房重建高。目前研究已经证明，在乳腺癌根治术的同时进行乳房再造，手术安全可行，在并发症、癌复发率及病死率等方面与单纯乳腺癌根治术相比并无差异，Ⅰ、Ⅱ期乳腺癌患者乳房再造后的局部复发率低于 5%。目前在欧美国家，约 60% 的患者在切除乳腺癌的同时进行了乳房再造。而且近年来我国即时乳房再造呈现增加趋势。

乳腺癌胸壁重建修复，往往用于局部晚期的患者，作为乳腺癌系统治疗的一部分用于加强局部控制，缓解肿瘤出血和疼痛，提高患者生活质量。由于原发肿物过大，为达到阴性切缘，需要切除较多的胸壁皮肤，导致无法直接关闭创面，所以在肿瘤切除后即时使用自体皮瓣对创面进行覆盖，可以达到一期创面愈合的目的。

（陈　凯　陈彦博　饶南燕　宋尔卫）

# 硅胶假体乳房再造

## *4.* 硅胶假体乳房再造的时机分为即时再造与延时再造

我们目前多采用即时再造，即时再造的优点是减少手术时间与费用，患者满意度高。可以一次性植入硅胶，也可以先植入扩张囊，择期再置换成硅胶假体。如果患者有以下的情况，一般我们认为不合适进行即时再造：（1）同侧有放疗史，有研究证明放疗区域置入假体后的并发症发生率较高，20% ～ 60% 的放疗后假体植入患者出现感染和包膜挛缩等并发症，导致重建失败。对置入临时扩张器患者进行放疗的观察也得到相似的结论。（2）乳房需要切除部分皮肤，皮肤缺损将导致乳房外形不满意。（3）患者有自身免疫性疾病，可能对假体产生免疫反应等。（4）胸壁肌肉严重萎缩且皮肤菲薄。传统观点认为，若患者需要术后进行放疗，可以先行扩张囊植入，待放疗结束后再置换为硅胶，因为直接的硅胶植入后，在接受放疗时容易出现包膜挛缩等并发症。但最近有些研究提示直接植入硅胶后进行放疗，术后并发症并不会显著提高。当然，这可能得益于放疗技术的进步，从全乳放疗到三维适形调强放疗，放疗的靶区控制越来越精准。但我们还是建议对于术后计划行放疗的乳腺癌患者，可以考虑自体组织乳房再造，或者自体皮瓣联合假体植入乳房重建，因为自体皮瓣对放疗的耐受性相对更好。

## 5. 假体类型的选择很重要，有毛面假体/光面假体，解剖型假体/圆型假体，高/中/低凸型假体等

（1）毛面/光面：毛面假体对周围组织有良好的黏附性，假体移位和旋转的发生率低，为了避免转位，解剖型假体都设计为毛面；另外，毛面假体包膜挛缩发生率低于光面假体。但近期文献报道，毛面假体与间变性大细胞淋巴瘤的发生相关，而光面假体则没有这类风险。光面假体因其表面光滑，植入过程相对简单，所需切口长度较短，但是剥离的腔隙应该足够大，以使假体具有一定的活动度。对于毛面假体或者解剖型假体，腔隙的大小应在基底宽度和高度上与假体一致，有利于稳定假体位置。

（2）解剖型/圆形：圆形假体突度最大处位于圆盘的中央，突度向周围逐渐减小。解剖型假体有一个较平坦的上极，它的大多数容量和突度集中在下极。因此，在基底宽度和高度相同的情况下，应用解剖型假体能够获得相对平坦的乳房上极和丰满的乳房下极，在乳腺癌全乳切除术后的假体再造手术中，我们一般应用解剖型假体较多。因为有比较自然的外形，并且下极有饱满

感。对于普通美容隆胸，又或者对于乳房长宽比接近 1 ：1 和乳头位于乳房正中间的患者，可以考虑使用圆型假体。

（3）高 / 中 / 低凸型：凸度这个术语描述了圆形或解剖型假体的最高点至基底部的距离。根据患者健侧乳房的形状、饱满度，结合肌肉和皮肤的张力，为其选择合适直径和凸度的假体。

## *6.* 假体形状的选择最重要的是凸度和基底宽度

假体选择必须首先保证体积，在体积与原乳房体积相近的一系列假体型号中，选择决定假体形状的三个重要参数——基底宽度、高度和凸度。其中凸度和基底宽度最为重要。一般来说，如果术前能准确估计出乳房体积当然最佳。但目前没有统一的公式或者方法可以在术前对乳房体积进行很好的预估。乳腺 MRI 是可选择的方法之一。术前准确的乳房体积估算有利于提前准备合适的硅胶。此外，术前基底宽度的测量也很重要。通常会从正面和斜 45°面对乳房进行观察，在这两个角度下，乳房的内、外、下界都很明显。在术前测量基底宽度时，以乳房内侧结束点作为内侧界，腋前线作为外侧界，基底宽度定义为内侧界与外侧界的距离。对于皮肤较厚的患者可以在上述的测量基础上适当减去皮肤的厚度。在我们中心，乳房体积估算主要以基底宽度为基准，结合临床实践经验进行估计。在术中，我们同样需要再一次测量基底宽度。此外，国内外部分有条件的中心，会使用 Sizer 这种测量工具。Sizer 是和硅胶大小形状完全一样的一种模具，可多次反复消毒使用。选择与拟植入的硅胶型号相对应的 Sizer，在术中放入分离好的乳房囊袋内，观察乳房体积和形状是否达到满意的效果。如果达到则取相对应型号的硅胶，如果不满意则继续换不同规格的 Sizer。对于没有 Sizer 的中心，可采用基底宽度一致的扩张囊注入术前估算的相应乳房体积的水后进行效果模拟。如果效果不满意可以再进行注水量的调整。在确定了假体体积和基底宽度后，根据患者乳房的厚度和张力选择合适凸度的假体。

## 7. 假体植入常用手术入路及放置位置，以及去细胞真皮补片（ADM）的应用

切口入路有许多种，对于健康女性以美容为目的的隆乳术，较多采用经腋窝切口或者环乳晕切口。对于乳腺癌患者，需兼顾乳腺癌保留皮肤或乳头乳晕的皮下全乳切除术，我们常用的切口有外上象限放射状切口，以及外下象限的乳房下皱襞切口（图1）。

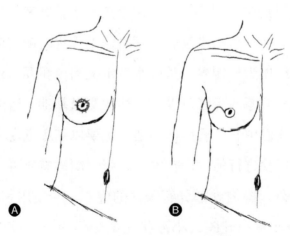

A：环乳晕切口；B：外上象限波浪形切口

**图1　假体植入切口选择**

（1）外上象限放射状切口：多采用波浪形设计，优点在于暴露方面比较方便，腺体切除也容易，止血简单，并且可以同时进行腋窝淋巴结清扫，此外，假体植入也相对简单。因为此处正是胸大肌的外侧缘，顺着胸大肌纤维走行对胸大肌进行分离，破坏很小。但这一切口入路的缺点是如果要进行 ADM 补片修补，则暴露不佳，缝合困难。此外，术后伤口位置较明显，不美观。

（2）乳房下皱襞切口：优点是术后美观，隐蔽性好，另外，此处放置假体相对容易，特别是使用 ADM 补片修补时，对 ADM 补片的固定较为容易。这一切口的缺点在于内上象限的腺体切除操作相对困难，并由于暴露不清，容易出现止血不彻底或术后出血，并且不方便进行腋窝手术。

在进行乳腺癌的保留皮肤／乳头乳晕的皮下切除术时就要注意乳房皮瓣的层次。一般要求沿着腺体表面以剥离腺体为主，除了靠近肿瘤处需将脂肪也尽量切除干净以外，其余部分在保证腺体切除的基础上，尽可能多的保留周围脂肪组织。在完成保留皮肤／乳头乳晕的皮下切除术后，硅胶一般都植入在胸大肌后方。历史上最早实践硅胶植入时常将硅胶放在胸大肌前方。后来观察这种做法容易出现皮瓣坏死、创口裂开、假体暴露和移位、感染、假体周围包膜挛缩等并发症，考虑可能是因为乳头开口处受外界细菌侵犯影响，逆行感染。因此开始建议将硅胶植入于胸大肌后方。胸大肌作为一个物理屏障，阻断外界细菌感染。同时，胸大肌有丰富的血供，可同时作为一个化学屏障，使得术后的抗生素得以到达假体周围。在分离胸大肌后方时，需考虑胸大肌止点，如果胸大肌止点在乳腺下皱襞下方 1cm 处，则不需要离断胸大肌，就可达到较好的效果。如果胸大肌止点在乳腺下皱襞处，或者高于乳腺下皱襞，为了达到更好的下垂，我们推荐对胸大肌止点进行离断。此时，如果肿物不在乳房下极，且皮瓣之前留得足够厚（1cm，前提是腺体完整切除，达到肿瘤学安全），可以考虑不使用 ADM 补片（双平面法）。例如许多乳腺癌患者在接受患侧硅胶假体再造术同时进行对侧隆乳术时，对侧就属于这种情况，可以直接离断下皱襞，不用补片。乳房下极皮瓣不够厚，此时需要考虑使用 ADM 补片（图 2），ADM 补片的主要目的在于撑托下极，达到自然的下垂效果，国内有同行采用普通的疝气补片代替，我们也有类似的经验，但效果不佳，术后补片所在部位会变硬，如铁丝网般的感觉。目前主要推荐应用的是人来源的

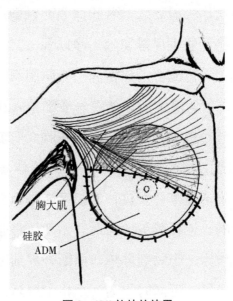

胸大肌

硅胶
ADM

图 2  ADM 补片的使用

ADM 补片，价格较贵，而猪来源的补片价格较便宜。但猪来源的补片相对较薄，效果可能欠佳。现在还有一些人工合成的钛网补片，不需要缝合，并且补片面积较大，固定良好，不失为另一种选择，这类补片一般需要 3～5 天愈合。

## 8. 乳腺癌乳房重建手术的前提是保证肿瘤安全性的原发肿物完整切除

硅胶植入的乳房再造术作为乳房重建手术的一种，是乳腺癌手术后的重要重建方式之一。因此肿瘤学安全的原发肿物完整切除很重要。我们要牢记乳房肿瘤切除基本原则，避免过分剥离对治疗没有帮助的皮瓣。乳房切除术的切口类型及切除皮肤量均应在术前根据乳房的体积及下垂程度提前设计，并且一定要考虑肿瘤学的安全性，切除受肿瘤细胞侵犯的皮肤。术前一定要评估切除皮肤后，剩余的皮肤总量；必须保证有足够的皮肤使假体植入后伤口关闭无张力。在分离浅层皮瓣时，如果可以，应尽量保留乳头乳晕复合体，乳头乳晕后方组织注意进行双份活检（切除乳房标本上与乳头正后方），确保无肿瘤残余。在进行腺体切除时，我们要注意保留两个重要的解剖结构：胸大肌筋膜和乳房下皱襞。首先是胸大肌筋膜作为标准的改良根治术的一个组成部分，是应当予以切除的。但如果判断肿瘤不大，离后间隙较远，术中见胸大肌筋膜相对完整，可以予以保留。保留的胸大肌筋膜有两个好处：（1）可以防止覆盖的肌肉薄弱；（2）若因各种原因导致的硅胶组织覆盖不足，例如，肌肉长度不够且患者经济情况较差，无法使用 ADM 补片时，可以采用胸大肌筋膜转位予以覆盖。如果手术中不得不牺牲掉乳房下皱襞，则可在乳房再造或随后的乳房修整中重新恢复新的乳房下皱襞的结构。

## 9. 在分离胸大肌时，注意层次，避免损伤胸膜造成血气胸

在进行囊袋分离准备时，一般从胸大肌的外侧缘切开，随后在胸大肌下方剥离其上、中、下部。下外侧显露前锯肌和腹外斜肌腱膜，然后从第二肋间到腔隙下边缘剥离胸大肌的胸骨附着点。在手术中分离胸大肌下方止点的时候，胸大肌与腹直肌肌纤维交界处有一个薄弱点，这里如果层次把握不好，容易进入胸腔造成气胸。若在进行普通的改良根治术时出现这种情况问题不大，只需要麻醉医师配合予以"鼓肺"后直接对胸膜破口进行缝合即可。因为缝合后的破口被皮肤覆盖，皮肤上有纤维血管增生可加快破口的纤维化与机化愈合。术后常常可以不需要放置胸腔引流管，封闭、少量的液气胸患者可自行吸收。但如果是硅胶假体再造术中出现这种情况，问题就相对复杂。此时如果简单的予以缝合，但缝合处前方是硅胶或扩张囊假体，则无法像前述皮肤覆盖那样提供纤维血管增生以促进愈合。再加之术后呼气时胸腔会有负压，因此会把本该引流出来的渗液不断地吸引到胸腔去，引起液气胸。此外，肋间肌以及壁层胸膜缺少弹性，缝合后将造

成更多破口，使液气胸情况进一步加重。因此，我们建议在处理上需要使用生物 ADM 补片，使用面积应当大于缺口，建议为缺口面积的 3 倍。采用 4-0 dixon 连续缝合。此外，推荐在患侧腋中线第 7 肋间放胸腔闭式引流管。

## 10. 扩张囊置换硅胶的重要手术细节

组织扩张器实质上是暂时性的可充填假体。国内用得较多的是盐水扩张。手术时将扩张器置于胸大肌后方，连接导管与注射座埋于皮下。每隔一段时间进行盐水注射（一般每周注射一次，每次 50 ～ 100ml）。组织扩张器的目的是使正常皮肤扩张，使其可以容纳更大体积的硅胶假体。为使成形的再造乳房塑型更容易，我们建议再造侧将体积扩张到理想体积的 1.2 ～ 1.5 倍大小，稳定 1 个月左右再更换成永久硅胶假体。通常扩张囊术后患者需要进行化疗和放疗。在化疗期间，扩张器可以继续扩张，但在放疗期间，扩张器的形态不能再改变，原因在于形态改变后，基于电脑计算的放疗剂量可能也需要调整。在特殊情况下，扩张器中的液体需要吸空以便于辐射束能够有效地照射靶区。在手术时，我们一般可以沿原扩张囊原手术切口进入，只有极少数情况下需要另外选择切口。在沿原切口进入时，可以切除原伤口的术后瘢痕。在取出扩张囊后，腔内的包膜囊是否需要完整切除有争议。我们认为没有必要进行包膜的全部切除。但需要对其进行一定的松解，特别是包膜囊位于皮肤处的"顶部"与位于胸壁"底部"

之前的交角处，更是应当进行松解。而后置入引流管，使患者呈坐立位后植入合适体积的硅胶假体，术中确认美容效果满意后，采用可吸收线分两层关闭伤口。

## 11. 硅胶假体手术的并发症包括围手术期的并发症与术后的远期并发症，其预防和处理都非常重要

### （一）围手术期常见并发症

1. 血肿：如果发生局部肿胀，且引流量大，考虑活动性出血的患者，需要被送回手术室止血，以减少全身性并发症的风险。如果出血量不多，出血通常可以通过引流管引流出来。有时大的血凝块可能会堵塞引流管使血液在腔隙内聚集，形成血肿，通常出现在术后第 1 天或第 2 天。若伤口一直有血液渗出，考虑引流管不畅可能性大，此时，建议回手术室进行探查并行血肿清创，以减少感染的可能。此外，术后 1 ～ 3 天因血红蛋白沉着和局部的无菌性炎症反应，皮肤将显得稍红，与皮肤感染较难鉴别。前者具有自限性，一般 3 ～ 5 天可缓解。

2. 感染：感染的程度不同，从较轻的乳房皮肤蜂窝织炎到严重的假体周围脓肿都有可能发生。感染表现主要是皮肤红肿，伴或不伴有全身和局部体温升高，因此最重要的还是临床诊断。术后正常的毛细血管扩张以及血红蛋白沉着有时会干扰我们对感染的判断，因此有时候很难区分术后的皮肤红肿是否是真的感染。术后若出现感染，应早期足量应用抗生素。可以考虑口服左氧氟

沙星或其他广谱抗生素。对于一些不严重的感染可以保守抗感染治疗后予以控制。如果感染持续存在或进一步发展，应取出假体，通过引流促进伤口愈合。当感染控制后，可以计划在 6～12 个月后进行复查，考虑二次假体置入。

感染的出现是假体再造手术当中较难处理的问题，因此最好的处理方式是提前预防。我们建议术前和术中均预防性应用抗生素，可有效降低感染风险。术后伤口感染的常见病原体是表皮葡萄球菌，这是皮肤的常驻菌群，60% 的感染均由葡萄球菌引起，40% 是由革兰阴性杆菌和厌氧菌引起。因此，感染后选择正确的抗生素可以积极预防感染扩散和假体外露。我们使用的抗生素是头孢唑啉钠联合甲硝唑，手术当天开始，术中追加一次。在整个手术操作过程中要严格遵循无菌技术，术区可以采用无菌薄膜保护切口，以防止假体与患者皮肤切口接触。在分离出腔隙或囊袋后，采用Ⅲ型安尔碘进行剥离腔隙的灌注。对于假体，在植入前应当用Ⅲ型安尔碘或庆大霉素 4 支 32 万单位溶于生理盐水500ml 浸泡 10 分钟后方可使用。另外，需要遵循"无接触"原则，以进一步降低术后感染风险，即只有主刀医师可以接触假体，在置入假体前更换新的手套。此外，严格止血和冲洗创面有利于防止异物残留，减少感染的风险。最后，放引流管也很重要，充分的引流能减少积液，从而减少感染的风险。我们建议放一到两条，引流管最好位于胸大肌前方。因为如果放置在胸大肌后方靠近硅胶处，一旦出现感染，细菌逆行性侵入第一个接触的便是硅胶。

3. 皮肤坏死：在常规的乳腺癌改良根治术中，如果因术中皮瓣分离过薄，或患者自身条件不佳如有糖尿病、高血压等情况，则容易出现术后的皮肤坏死。术中拉勾太用力或电刀在不经意之间灼伤皮肤也会导致术后皮肤坏死，主要表现为皮肤发黑。一般来说出现皮肤坏死的话问题不大，我们可以通过简单的清创术，将坏死皮肤切除后，缝合剩余的皮肤即可。对于接受了皮下切除联合扩张囊植入的患者来说，若出现小面积的坏死，处理上仍与传统的方法相似，可以局部外用抗生素联合伤口护理后，进行清创与分层缝合。此时，最好将扩张器中的生理盐水抽出，减少其容量和皮肤的张力，以利于伤口恢复。整个扩张过程可能需要推迟到皮肤坏死区域愈合以后。如果出现了大面积的坏死，则处理起来相对困难，此时只能考虑取出扩张器，延时再造乳房。对于一期硅胶植入的患者来说，即便是术后小面积的皮肤坏死，也是一个严重的不良反应。因为一期硅胶植入后其再造侧的乳房与对侧乳房体积相近，因此其表面的皮肤面积可谓是"恰到好处"，没有多余的皮肤。此时如果按传统的方式进行清创与分层缝合，缝合处伤口张力会非常大，最后常常会破裂。就算缝合处底部植入 ADM 补片，同样无法抵抗高张力所带来的伤口破裂，此时假体的取出往往不可避免。我们尝试过采用局部的邻近皮肤进行转移修补，效果同样不理想。因此，对于一期植入硅胶的患者，术中保留一定厚度的皮瓣非常重要。

4. 伤口破裂：前述已提到，皮肤坏死是伤口破裂的重要原因之一，但其他原因同样也会导致伤口破裂。例如，硅胶体积选择不当。切除乳房体积为 300ml，但在未进行皮肤充分扩张之前，放入 350ml 的硅胶就可能出现皮肤伤口破裂。此外，拆线时间也不能按传统教科书 7 天进行。因为只剩一层皮肤时，无论是血供还是厚度都不够，所以愈合时间要远远长于平时胸壁切口的拆线时间。我们认为 2 周后拆线相对安全，建议直接皮内缝合免拆线。在处理上，如果伤口是处于"将破未破"的临界状态，可以在无菌环境下将皮肤重新切除后，选皮肤较厚处全层外翻褥式缝合。如果破了，暴露时间不长（<1 小时），可尝试重新缝合予以抗感染。超过 2 小时的假体外暴露时，则需要考虑直接取出，我们不建议立刻更换新假体。如患者实在有需求，可考虑价格相对低廉的扩张囊即时重建。我们不建议待恢复后再进行延时性的扩张囊植入，因为，如果此时不立刻置入扩张囊对皮肤进行有效支撑，那么失去支撑的皮肤将产生随机性收缩，导致乳头移位不可预测，使得日后延时进行扩张囊植入时，调整双侧乳头对称变得困难。

### （二）远期常见并发症

1. 假体周围包膜挛缩：是最常见的术后延迟并发症。原因是周围组织对异物的过度反应。事实上所有的外科假体都会被一定范围的周围纤维组织包裹。因此，正常的纤维组织增生反应不能称为假体周围包膜挛缩。具有临床意义的假体周围包膜挛缩定义为由于过度瘢痕形成导致的周围组织坚硬、变形和假体移位、挛缩包膜组织学检查发现环形的线性纤维化。假体周围包膜挛缩的评估最常用的是 Baker 包膜挛缩分级：Ⅰ：软；Ⅱ：稍软，但是看不见假体；Ⅲ：中度硬，假体能够触及或者能看到扭曲变形；Ⅳ：非常硬，触痛，皮温凉。

包膜挛缩的发生可能的原因有很多，假体周围血肿或血清肿导致手术后的血肿形成、血肿机化并纤维化是其中一个原因。此外，感染也是一个因素。有研究显示包膜腔内会有表皮葡萄球菌，该菌虽不能导致感染症状，但能致包膜挛缩；此外，假体表面异物如灰尘、棉纱或滑石粉等，以及手术操作粗暴对组织损伤重都可能引发包膜挛缩。光面假体周围的包膜挛缩更为严重。

包膜挛缩的预防应当从术前就要开始。我们应当选择优质合适的乳房假体，并反复清洗后消毒。在植入前，应当将假体浸泡在抗生素或Ⅲ型安尔碘中；手术中取假体时尽量缩短在空气中暴露的时间，尽量避免与纱布等棉质纤维的物品接触。在接触硅胶前，术者应更换手套，尽量选用无滑石粉的手套；假体植入层次尽可能选择在胸大肌下；手术中操作应轻柔细致，防止创伤过大与血肿形成；严格无菌操作，并采取必要的抗感染措施防止术后感染；防止异物（纱布纤维）等遗留在切口内；手术剥离腔隙应足够大，以减少张力。术后放置引流管同样重要。手术 3 天后即可开始按摩双侧乳房，挤压假体一般每天 2～3 次，每次 5 分钟左右，坚持 3 个月以上，按摩可使容纳假体的组织腔隙大于假体并对抗假体包膜的挛缩。

若出现包膜挛缩，手术是唯一有效的治疗方式。我们常用的是开放式包膜切开术。我们建议对整个包膜进行环形切开，并对其前部同样进行切开松解，并分离扩张周围软组织。对于非常厚的纤维包膜或者含有钙化的包膜，需要将包膜进行部分或全部切除。这种方式在治疗第四类包膜挛缩时非常有效，特别是将旧假体置换成盐水充注假体或无渗漏的硅胶假体后。通过改变假体位置的方式治疗复发性包膜挛缩已经逐渐盛行。

2. 假体移位：假体移位或形态不佳是导致再手术的第二位常见原因，仅次于包膜挛缩。腔隙分离不足、分离过度、胸大肌起点剥离不足是导致假体移位的常见原因。植入体积较大的假体时，若未能充分降低下皱襞，或者胸大肌起点未能充分松解，术后假体会向上移位。相反，腔隙和下皱襞的过度分离会导致假体向下移位。治疗上只能手术调整移位。对于向上移位的患者其治疗方法包括包膜切开术、充分分离腔隙或者离断肌肉起点。对于向下移位的处理方法包括包膜折叠术或下皱襞重建术。在实际工作中对于不离断胸大肌下方止点的患者，肌肉压迫导致术后向上移位的可能性较大，有效的预防方式是采用乳房上极的固定包扎，一般术后包扎一到两周能有效防止向上移位的发生。对于离断胸大肌下方止点并联合 ADM 修补的患者，术后向上移位的可能性相对较小。一般我们很少会见到向下移位的情况。

3. 假体破裂：假体破裂需要取出或置换假体。假体破裂通常由近期的外力引起，自发性的假体破裂相对少见。胸部 MRI 是用来评估假体完整性的有效方法。相对于第二、第三代硅凝胶假体来说，现代的第四代硅凝胶假体具有更高的黏滞性，不易渗入周围组织，假体破裂的机会大大减少。

（李顺荣 陈 凯 饶南燕 聂 燕）

# 背阔肌

## *12.* 背阔肌肌皮瓣的优缺点与适应证

背阔肌肌皮瓣是最早用于乳房重建的一种自体组织皮瓣，血供来自于胸背血管及其分支。与其他用于乳房重建的带蒂自体组织相比（比如带蒂横形腹直肌肌皮瓣），背阔肌肌皮瓣具有以下特点：（1）血管蒂恒定，解剖变异少，手术相对简单；（2）背阔肌为扁平阔肌，背部皮肤最大可取 6cm×15cm，全背阔肌肌皮瓣可以提供 600ml 以内的组织量；（3）皮瓣血供丰富，坏死少见，全肌皮瓣坏死率小于 1%，部分皮瓣坏死率小于 5%；（4）背部皮肤厚，皮岛色泽和质地与正常乳房存在一定差异；（5）术后供区横行瘢痕可以被乳罩遮盖，背部轮廓有一定的影响，但对于普通人群背部功能影响不大；除了全乳房重建外，部分背阔肌肌皮瓣还可以用于保乳手术后的部分乳房缺损修补。如果背部肌肉组织量不足，还可以采用背阔肌肌皮瓣联合硅胶假体进行乳房重建，假体放置于背阔肌和胸大肌之间，背阔肌和其表面组织可以为假体或扩张器提供满意的软组织覆盖。此外，背阔肌肌皮瓣也可以用于保乳后乳房畸形的患者，在这些患者中，背阔肌肌皮瓣可以替代部分甚至全部畸形组织，改善美容效果（图3）。

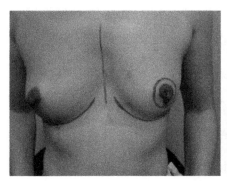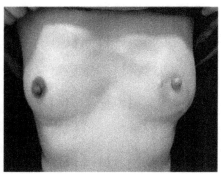

图3 背阔肌皮瓣重建左侧乳房术后（彩图见彩插1）

## 13. 背阔肌肌皮瓣的操作及要点

术前设计皮瓣范围时要考虑到供区肌皮瓣在转位时能完全覆盖受区缺损的组织。首先要明确计划做的是何种手术：保乳根治术、保留乳头乳晕的皮下全乳切除术、保留皮肤的皮下全乳切除术还是传统的改良根治术，不同的手术需要的皮肤多少和组织量不一样。此外，乳房重建和创面修复需要的组织类型也不一样。因此，合理的术前设计是非常必要的。我们在进行背阔肌手术讨论时，需要对解剖分区进行统一定义。乳腺手术主要涉及的部位是前胸壁，分为内侧与外侧前胸壁，主要区分线为锁骨中线。此外，以第2和第6肋为区分线，划分为上、中、下区，根据这些解剖结构，前胸壁一共可以分为 6 个亚区。然后以腋窝下方、腋窝中线腋毛尖部处为中心点，测量该点至前胸壁内下区最远点的距离，以该距离为半径，以中心点为圆心作一弧线至后背部与后来背部正中线相交。此弧线为背阔肌肌皮瓣的最远边界。

手术时，切口设计也十分重要。传统的做法是乳房和背部分别做切口，这种做法要求术中多次翻身，背阔肌的分离与乳房切除术不能同时进行。也可以考虑患者取侧卧位，在腋中线附近做一 S 形切口，这种做法可以减少术中的翻身摆位问题。但缺点在于要从一个切口往乳房和背阔肌方向做，增加了手术难度。供区背阔肌的皮岛形状设计是一个大学问，一般最常用的是横向走行的长梭形设计，这种设计可以保证皮肤能盖到受缺损区最远点。在估计皮岛面积时，我们主要参考受区的长宽径，来设计横形长梭形皮瓣的大小。一般要求梭形两角 ≤ 60°，高度小于或等于长度的一半（避免缝合后伤口两侧出现"猫耳朵"畸形）。近年来，KISS 皮瓣设计也开始兴起。KISS 皮瓣的精髓在于利用两个不同方向的向量设计皮肤，使得可以在供区皮肤当中获得较传统梭形皮瓣更为大面积的皮岛。例如，通过设计两个 5cm×15cm 的皮瓣，在进行组合后可以成为一个 10cm×15cm 的皮瓣，以利于更大面积的创面修复。

熟悉腋窝血管的解剖很重要，从腋动脉发出的肩胛下动脉包括了胸背动脉与旋肩胛动脉分支，其中胸背动脉在进入背阔肌深面近端发出分支至前锯肌，该位置在腋窝后方肌肉附着于肱骨处下方约 10cm 处，术中需要仔细保护这些血管和大的分支，小的血管分支结扎处理，重要的血管附近不要用电刀。与传统的缝线结扎相比，使用血管钛夹结扎血管更可靠，也可以节约手术时间。需要足够量的背阔肌肌皮瓣时，应沿浅筋膜层次进行全背阔肌的解剖，将深层脂肪留在肌肉表面。而进行创面修复时，主要需要的是皮肤，因此仅需要部分背阔肌，这时可以沿深筋膜的层次对背阔肌进行解剖。从内侧向外侧游离背阔肌皮瓣，直到背阔肌的外侧缘。深面将背阔肌与前锯肌分离，在第 10 ～第 11 肋水平，前锯肌与背阔肌之间有牢固厚实的腱膜附着。这些腱膜附着连至前锯肌下缘，在掀起背阔肌皮瓣时需离断这些腱膜，以防止在掀起背阔肌皮瓣无意间同时掀起前锯肌。皮瓣沿着背阔肌外侧缘被掀起后，腰骶筋膜在腋后线被切断，随后从脊旁肌筋膜分出背阔肌起始纤维。术中要注意避免切断脊旁筋膜，以确保找到合适的剥离平面。在剥离这些筋膜附着点的过程中，要妥善处理较大的肋间穿支血管，避免出血及术后血肿的形成。背阔肌的内上方被部分斜方肌纤维所覆盖，将其掀起，找到下方的背阔肌。定位好背阔肌的上缘后开始分离，注意不要损伤相邻的大圆肌。沿肌纤维方向一直向上分离至背阔肌的肱骨止点处并离断。如果不完全离断背阔肌的止点，难以达到满意的乳房塑形效果，而且腋窝部位的饱满将造成患者术后不适。在将背阔肌转向前胸壁过程中尤其要注意保护好胸背血管，不要损伤、牵拉或者扭曲血管蒂。胸背神经是支配背阔肌的运动神经，受到刺激后会造成肌肉收缩，为了避免肌肉收缩给患者造成的困扰，我们一般会离断胸背神经。在肌皮瓣转位到前胸壁后，要重新定位和塑造乳房的外皱襞。我们一般会在腋前线处，将皮肤与前胸壁筋膜组织缝合数针。这样做既能够防止皮瓣向外侧移位，也可以保证乳房外侧的饱满度，塑造出自然美观的乳房。皮岛的保留范围根据乳房皮肤缺损的范围决定，多余的背阔肌皮肤去表皮化。留下的背阔肌皮岛与乳房皮肤间断缝合。如果进行的是乳房皮下腺体切除，可以将背阔肌肌皮瓣表面所有的皮肤去表皮化，或者仅切取背阔肌肌皮瓣而保留背部皮肤的完整。背阔肌肌皮瓣的切取除了常规开放手术外，也可以通过腔镜甚至机器人手术完成，背部不留瘢痕，美观效果更好。背阔肌肌皮瓣还可以联合扩张器/硅胶假体进行乳房再造，背阔肌肌皮瓣的分离步骤同上，扩张器/硅胶假体放在背阔肌与胸大肌之间。

（李顺荣　陈　凯　饶南燕　宋尔卫）

# 横形腹直肌肌皮瓣

## *14.* 腹直肌肌皮瓣可分为带蒂或游离，其中横形腹直肌肌皮瓣（TRAM）应用最多

带蒂横形腹直肌肌皮瓣（pedicled TRAM），最早由 Hartrampf 于 1982 年报道并开始推广，目前仍是乳腺癌根治术后自体组织重建的重要选择之一，得到很多临床医师青睐，其特点包括血运充足、可利用体积大、无须显微外科技术等。此外，其血管蒂活动度大、允许大幅度扭转、长度足以覆盖前胸壁任何位置缺损（包括达到侧胸壁的中下部），这些特点都是其在乳腺癌整形重建领域中应用较广泛的原因。解剖学上我们要明白 TRAM 是一个双向供血皮瓣，受胸廓内动静脉分支以及腹壁下动静脉分支供应，经过临床实践，我们认为 TRAM 无论采用哪一个供血端都相对比较安全。如果采用腹壁下动静脉分支供应，需离断血管蒂，和受区血管吻合后重建皮瓣血运，这是游离横形腹直肌肌皮瓣（free TRAM）。如果采用胸廓内动静脉分支供血，不需

要离断血管蒂，称为带蒂 TRAM。TRAM 根据血流分布的供血情况，共分为四个区（图4）。其中Ⅰ区皮瓣血运最好，是血管蒂同侧靠近中线的区域；其次是Ⅱ区，位于血管蒂对侧腹部靠近中线的区域；再次是Ⅲ区，是血管蒂同侧靠外的区域；血运最差的Ⅳ区位于血管蒂对侧靠外区域。Ⅳ区和部分Ⅲ区血运不可靠，在乳房重建时一般要被切除。我们需要综合考虑患者的情况和意愿，包括需要重建的部位、单侧还是双侧、原乳房大小或是对侧乳房大小、患者既往手术史、疾病史等，选择不同的重建方法和皮瓣。经过技术的创新和发展，带蒂的 TRAM 皮瓣目前包括单蒂 TRAM、双蒂 TRAM、血管延迟带蒂 TRAM 以及中腹部带蒂 TRAM。每种 TRAM 都有各自适应证及特点。对于 TRAM 的选择需要遵循的一个基本原则就是在最小化供区并发症的同时保证转移皮瓣最优血供及适当体积。

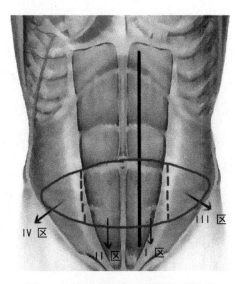

图4　TRAM 血供分区（彩图见彩插2）

（1）单蒂 TRAM：应用最多，适合同侧或对侧乳房重建，要求乳房中等大小，不能过于下垂，腹部无手术病史，并且要求患者没有皮瓣坏死高危因素。在选用单蒂 TRAM 时，一个重要的考量是血管蒂的选择是同侧还是对侧的问题。我们的经验是当病灶在上胸壁或外侧胸壁时，我们尽量选同侧皮瓣，因为此时皮瓣可及的范围更长，能够覆盖受区，血供区的扭转张力不大。当病灶在前胸壁中下部时，同侧或对侧的皮瓣选择并没有特殊的考量要求。但我们要注意的是，无论是同侧还是对侧，其血管蒂在旋转到受区时均会产生 180°的扭转。此时，只要血管蒂的张力不太大一般都不会产生肌皮瓣的较窄，血运也不会有问题。一个实用的张力大小判断方法是，在反折处能轻松容下一食指则认为血管蒂的张力较小。

（2）双蒂 TRAM：如果需要更大面积的皮肤覆盖以保留四区皮肤时，又或者供区单侧血管蒂的血管情况不理想，可考虑使用双侧皮瓣（保留双侧血管蒂），但其缺点在于转移皮瓣时不如带蒂方便，而且血管蒂部分膨隆明显，影响乳房下襞的美观，并且腹部缺损较大，患者术后容易产生腹壁疝。一般来说，我们对于乳房体积较大，腹部低位中线处有瘢痕，伴有吸烟、肥胖、糖尿病以及放疗史等高危因素的患者，会考虑双蒂 TRAM，以保证充足的血运，获得更大的重建组织量。

（3）血管延迟 TRAM：是一种需要二期手术的改良型 TRAM 技术。其原理是在第一次手术时通过微小的下腹部切口寻找、分离出腹壁下静脉的深支与浅支，并予以结扎。待一周后再行第二次手术按经典的带蒂 TRAM 手术进行。这种做法的主要目的是通过阻断其他静脉回流，使得 TRAM 主要通过胸廓内静脉的分支回流。对于年纪较大、糖尿病、吸烟或有放疗史的高危患者可以考虑这种方法。然而，我们很少采用这种方法。因为我们通常在进行带蒂 TRAM 手术时，会常规分离解剖出腹壁下动静脉，术中若发现静脉回流不畅时，可以利用腹壁下静脉与腋窝血管（胸外侧动静脉或胸背动静脉）进行吻合，可以很好地解决静脉淤血的问题。此外，术后出现皮瓣危象时，仍有可能多一个供血端进行血管吻合。

（4）中腹部 TRAM：指的是所取的横形皮瓣整体靠上，对于下腹部存在手术瘢痕的患者是个不错的选择，此外，有研究提示中腹部 TRAM 可以促进血管网形成，增加皮瓣血运，对于有血管高危因素的患者是一种考虑。但缺点在于该皮瓣转移后所能覆盖的范围不如传统的 TRAM。

在确定血管蒂后，下一步需要设计供区皮肤皮岛的形状（图5）。TRAM 意思是使用腹直肌供血的横形肌皮瓣，实际上并不代表腹直肌皮瓣应用的所有类型。事实上，带蒂的腹直肌皮瓣的皮岛设计可以是横形、纵行、斜行、"吃豆人"形的（图6），其应用非常丰富，可以满足所有不同情况的需求。其中以横形为最常见，因这种形状的切口可以隐藏在裤腰带以下。但这种横形设计存在一些自己的限制性因素，例如前述，Ⅳ区的面积可能无法有效利用，且有时候因上方有肚脐存在无法取得太宽的宽度（否则在关闭伤口时皮肤张力较大，容易引发伤口裂开等并发症。即使伤口恢复好，但因腹部张力大，许多患者术后短期内一直不敢挺直腰部，从而影响生活质量），因此在一些特殊的情况下我们可以考虑斜行设计的腹直肌皮瓣以获得更大的组织量与皮肤宽度，进而减少术后的腹部张力。但其缺点在于伤口不够美观。"吃豆

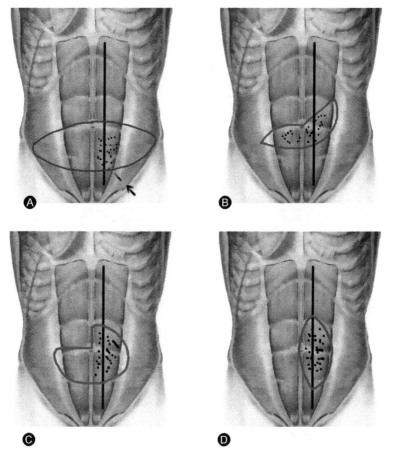

A：横形腹直肌皮瓣；B：斜行腹直肌皮瓣；C："吃豆人"形腹直肌皮瓣；D：纵行腹直肌皮瓣

**图 5　TRAM 供区皮岛形状（彩图见彩插 3）**

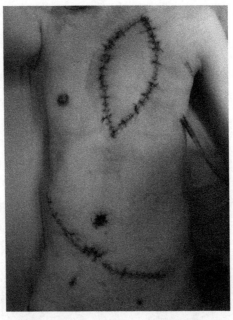

图6 斜行 TRAM 术后（彩图见彩插4）

人"形虽然美容效果不佳，但对于巨大的圆形缺损，以及希望在乳房再造时有凸度要求的情况下会有不错的效果，此外，"吃豆人"形的血供较为丰富，可以说是所有形状的腹直肌皮瓣中最丰富的。另外，如果缺损皮肤是长条形时，可以考虑选纵形皮瓣，虽然此时横形皮瓣也可以满足，但纵形皮瓣在这种情况下会有更好的血供，缺点是容易造成巨大的腹壁缺损。

## *15.* 带蒂腹直肌肌皮瓣的关键手术细节

带蒂 TRAM 可以用于即时或延时重建。如果是即时重建，那需要先完成乳房全切术，再进行皮瓣部位手术。为节约手术时间，可以两组同时进行乳房及腹部的手术。术前可以进行手术区域标记，包括乳房下皱襞位置，以及站立位的腹部拟行切口。带蒂 TRAM 切口范围通常上至脐上 1～2cm，两侧至髂前上棘，每侧长约 22cm，皮瓣的最宽处宽度需要根据重建乳房的基底宽度来确定，一般位于阴毛上方。但需要注意的是，在保证足够组织量的同时，我们需要考虑保留足够覆盖腹部缺损的组织，并且避免过大的缝合张力。

首先根据术前画线切开头侧切口，继续斜向上切开皮下脂肪层直到腹直肌前鞘和腹外斜肌腱膜，在这个分离过程中，保留一层薄的腹直肌前鞘和腹外斜肌腱膜前的脂肪有利于减少术后的引流量。完成上腹部皮肤＋皮下脂肪与腹直肌分离后，开始进行横形皮瓣的分离。先切开皮瓣的脚端处切口，至腹直肌前鞘及腹外斜肌腱膜，两侧皮瓣从腹外斜肌腱膜表面向中线掀起，直到腹直肌前鞘外侧 2.5～3cm。此后由于靠近外侧穿支血管，需要将电刀功率调小。另外，对于带蒂的 TRAM，我们认为没有必要分离出穿支血管。接着，采用环形切口将脐与皮瓣切开分离，注意不可过大牵拉脐蒂。随后将双侧腹壁上提至肋下缘的位置，从肋下缘开始切开腹直肌前鞘，并向下将腹直肌分离直到腹部切口上缘，建议采用电凝（不建议用电切模式）模式操作（电凝为35），一般不会损伤到腹直肌内的血管。因为带蒂 TRAM 是以腹壁上血管为血管蒂，过程中注意保护好腹壁上血管的主干及肌肉内的穿支。特别是在分离腹直肌的腱划处要注意，此处前鞘与腱划处纤维组织粘连紧密，容易误伤腹直肌内走行的血管。向上分离腹直肌的终点大致为肋弓下缘，此处注意对前鞘予以 T 字形切开，以防卡压。离断下部腹直肌肌束，我们常规解剖出血管蒂同侧的腹壁下血管，以备在带蒂腹直肌皮瓣转移完成后，需要额外进行血管吻合改善皮瓣淤血。此后，带蒂 TRAM 的分离工作基本完成。

在进行隧道准备时，通常选择中线隧道，隧道从上腹部中线处开始，与胸部切口相通，可以利用自带光源的拉钩辅助进行，需要注意的是要保持隧道层次的统一，保证其均位于前鞘及胸肌表面。通道的宽度以整个皮瓣的最大宽度作为参考。在转移皮瓣过程中注意皮瓣的肌肉脂肪连接处，此处较为薄弱，容易发生撕脱伤。对于皮瓣的旋转移位，右侧皮瓣一般需要逆时针旋转，而左侧皮瓣则顺时针旋转，这样可以避免血管蒂的压迫和过度牵拉旋转。确定皮瓣的基本位置之后，下一步我们将要考虑是否进行塑形。对于仅仅行创面修复的患者，一般不需要塑形，直接冲洗、止血放置引流后关闭切口。对于乳房再造的患者，需要根据胸壁的缺损和皮瓣情况进行形态修整，以达到最佳的、与对侧健康乳房对称的效果。塑形主要采用的是乳房上提的悬吊缝合，以及下外侧缘和下皱襞的缝合固定技术。注意保留局部皮岛以观察皮瓣血运，完成缝合后，胸部手术即告一段落。

接下来需要进行的是腹壁的修复，上腹壁一般不是我们修补的重点，因为无论是站立位还是俯卧位上腹部的张力都较小，不容易产生腹壁疝。下腹部在站立位时压力较高，必须进行腹直股前鞘修补，这是带蒂 TRAM 非常重要的一步，直接影响患者此后腹部功能及生活质量。关闭筋膜是腹壁修复最重要的一步，我们认为无论是单侧还是双侧的 TRAM 手术都应当进行补片修复，修补时将疝气补片置于腹直肌前鞘的后壁，予以加强缝合。腹直肌前鞘进行交叉折叠缝合。在这一点上，可能会有不同的学术观点，我们的观点认为应当进行略带张力的腹直肌前鞘修复，并在腹直肌前鞘的前方赋予横形疝气补片固定加强。此法也取得了不错的效果。通常我们使用不可吸收的 2-0 缝线进行连续或间断缝合。最后，负压引流很重要，特别是在巨大肿瘤的修复时，因自身存在局部感染，如果引流不充分，将会导致术后感染，从而使皮瓣无法存活。因此，术后引流应当充分。术后不建议加压包扎，更不能包压血管蒂以及皮瓣所在部位。

（李顺荣　陈　凯　饶南燕）

# 游离腹部皮瓣

**16.** 乳房重建常用的游离皮瓣有腹直肌、股前外侧肌，以及臀大肌肌皮瓣等，又以腹直肌肌皮瓣应用最广泛

乳房重建手术开始于 19 世纪后叶，从皮管到皮瓣，经过各种尝试缓慢前进却从未停止。1982 年 Hartrampf 首次报道了带蒂 TRAM 在乳腺重建中的应用，此后该种手术方式逐渐得到推广，直至今日仍属于重要的乳房重建手术方式之一。重建乳房使用的是下腹壁组织，其血液供应主要来自腹壁下血管穿支，而带蒂腹直肌皮瓣保留的是腹壁上血管，其对下腹部皮瓣的血流供应不如腹壁下血管，因此带蒂 TRAM 血流灌注不如游离的 TRAM。但是游离 TRAM 需要使用到显微外科的技术，随着显微外科技术的进步，游离皮瓣技术得到迅速的发展，应用越来越广泛。在我们的临床工作中，游离腹部皮瓣能解决 95% 以上的问题，而除了腹部皮瓣外，游离的股前外侧皮瓣、游离臀部皮瓣也是乳房重

建的备选皮瓣。

在乳腺癌整形修复重建术式的选择中，肿瘤学的安全性是第一需要考虑的问题，自体皮瓣重建手术不能影响或延迟肿瘤治疗；第二要考虑的问题是手术的目的，是一个以乳房再造为目的的重建手术，还是以肿瘤切除后创面修复为目的的修复手术。第三，选择带蒂腹部皮瓣还是游离皮瓣进行乳房重建。术前评估患者病史及体查结果，术中评估患者的个体解剖学特征，同时需要综合考虑患者意愿、单/双侧重建、患者腹部基本情况以及主刀医师经验和技巧后，做出最优化的选择。对于吸烟、肥胖或者糖尿病患者，游离腹部皮瓣安全性优于带蒂腹部皮瓣。

游离腹壁皮瓣的技术主要有三种：游离 TRAM、腹壁下深动脉穿支（deep inferior epigastric perforator，DIEP）皮瓣以及腹壁下浅动脉（superficial inferior epigastric artery，SIEA）皮瓣。与带蒂 TRAM 相比，游离 TRAM 具有组织量大，血供丰富，易塑形的优点，是目前发达国家乳房重建的主流皮瓣。适合吸烟、肥胖等有皮瓣坏死高危因素的患者，或是需要大量组织重建的患者。而 DIEP 和 SIEA 皮瓣并不适合过度肥胖、有吸烟史的患者，已有研究证实肥胖及吸烟可以增加乳房脂肪坏死和供区并发症的发生。并且对于年龄超过 65 岁，BMI 超过 $34kg/m^2$、下腹部手术史、吸脂手术史以及凝血功能障碍的患者，游离 DIEP 皮瓣重建也是相对禁忌的。但是，中国的女性人群在吸烟、肥胖方面与西方女性人群差异较大，我们吸烟女性比例相对不高，BMI 普遍

$< 30\text{kg/m}^2$，因此 DIEP 对广大中国女性患者来说都是合适的。DIEP 和 SIEA 皮瓣尤其适合于对腹部功能及腹直肌力量有强烈需求的患者，例如经常骑马、滑雪的患者，或是慢性下背部疼痛，需要腹肌支撑的患者。DIEP 的皮瓣血管相对较长，可达 10cm 或以上，延展性和摆放的位置更随意，因此对于乳房再造后的塑形来说更有利。SIEA 皮瓣对腹壁损伤最小，但是腹壁下浅动脉的解剖变异性大，大约只有 10% 的患者存在可以使用的腹壁浅血管，并且血管解剖的手术时间长，动脉直径细，血流量明显少于深部血管系统，因此应用较少。腹壁薄弱或者腹壁疝是腹壁皮瓣术后可能发生的并发症，保留神经的 DIEP 可以大大降低这种并发症。如果是游离 TRAM，提前使用补片进行腹壁的修补，可以预防腹壁疝的发生。对于曾经剖宫产的患者而言，剖宫产切口对手术方案的设计有极大的影响。纵行剖宫产切口使得一侧腹壁下血管的血运无法到达对侧，只能使用单侧组织量。如果需要双侧组织的话，则要使用双侧血管，进行并联皮瓣设计。横行剖腹产切口则影响不大。术前的腹壁下动静脉 CTA 检查有助于提前了解血管情况。

术中探查动脉穿支的情况帮助我们选择游离 TRAM 或 DIEP 皮瓣。如果有优势穿支血管直径超过 1.5mm，可以放心尝试 DIEP；但如果穿支血管都很细小，缺乏优势血管的话，游离 TRAM 更适合，为了减少腹直肌的损伤，保留部分肌肉的游离 TRAM 是更好的选择。

## 17. 了解供区血管解剖及变异，熟悉可选择的受区血管是游离皮瓣的基础，术前血管定位是关键

目前乳房重建运用最多的游离腹部皮瓣是游离 TRAM、DIEP、SIEA 皮瓣，其中 DIEP 是在游离 TRAM 的基础上发展而来，二者在解剖和供受区血管的选择等方面如出一辙。故对于游离腹部皮瓣的供区血管分析主要分为两类阐述，第一类是游离 TRAM 和 DIEP 皮瓣；第二类则是 SIEA 皮瓣。

游离 TRAM 和 DIEP 皮瓣均由腹壁下动静脉穿支作为其供血系统，所以了解腹壁下动静脉及其穿支走行是非常重要的。腹壁下动脉从髂外动脉发出，在腹直肌深面向上向脐方向穿行。穿行过程中以不同的方式、不同的位置发出穿支血管营养腹直肌、腹壁脂肪组织和皮肤。解剖学研究发现约有 78% 的穿支位于腹直肌中部 1/3 处，17% 位于腹直肌下部 1/3 处，5% 位于腹直肌上部 1/3 处；最常见的分支模式是一支优势的外侧支和一根中间支。还有一种分支模式为一根优势穿支位置不固定 + 多根小分支。外侧穿支在肌肉中的走形相对较直，中间支走形复杂迂曲，并且时常伴有很多小分支。所以术前影像学定位穿支很重要，选择适合的穿支，可以减轻手术难度和减少分离时的肌肉损伤。有证据显示中间穿支越多，则对对侧皮瓣的滋养越好。原则上来说，选择多个穿支进行供血，能更好地保证皮瓣血运，当然解剖血管花费的手术时间相应延长。但是也有回顾性研究发现，单穿支皮瓣并发症少，脂肪坏死发生率也低，因此，只要穿支血管的

条件够好，单穿支就可以达到最好的重建效果和最少的术后并发症。最后，尽量靠近起始部位离断腹壁下血管，确保皮瓣血管蒂长 8～10cm，血管口径 2.5～3mm。

SIEA 皮瓣并不是穿支皮瓣，因为腹壁的表浅血管未穿过肌肉或隔膜，其供血系统是皮下血管丛而不是穿支。故将其定义为直接轴形脂肪皮瓣更加准确。但是腹壁浅动脉变异较大，据统计大约35%的患者的腹壁浅动脉是缺失的，而最终只有40%～50%的病例可以使用该皮瓣。大部分腹壁浅动脉在 Scarpa 筋膜深面发自股动脉，穿过筋膜向前走行到皮下。而 SIEA 皮瓣的静脉回流通路主要通过两条静脉，它们与动脉伴行，最后汇入股静脉和腹壁浅静脉，再汇入隐静脉，通常选择伴行段作为皮瓣回流静脉。SIEA 皮瓣血管蒂长 5～8cm，且动脉口径在 1～2mm，若口径不足 1.5mm，则应该选择游离 TRAM 或者 DIEP 皮瓣进行重建。

受区血管可以是内乳血管或胸背血管，其中以内乳血管更为常用。因为内乳血管走行与管径大小相对恒定，一般在第三至第四肋水平血管直径可以达到 2mm 以上，因此，是吻合受区的理想选择。此外，内乳血管动脉压力大，而胸廓内负压又有助于静脉回流。再者，内乳血管位置相对表浅，而且位于身体中部，方便助手配合进行血管吻合等操作。内乳血管在胸骨深面，如果肋间隙窄的话，需要断开部分第三或者第四肋软骨，才能暴露血管（如果肋间肌较宽的时候也可以在不打开肋软骨时直接对血管予以暴露）。肩胛血管的位置和大小同样也相对恒定，也可以作为受区血管。特别在乳腺癌腋窝淋巴结清扫术后，这些血管已经显露，可以直接使用。当然胸背血管也有一些缺点：（1）位置偏深，总行程相对较远，需要较长的血管蒂。（2）通过显微镜进行显微吻合时，术者体位比较辛苦。如果术者使用头戴显微镜时，操作则相对容易，但术野清晰度不如显微镜，精细度不够。（3）胸背血管会限制皮瓣向内侧或中间移位，有时会影响乳房塑形。（4）对于仅进行前哨淋巴结活检的患者而言，一般不会去刻意分离出胸背血管。因此，胸背血管不如内乳血管使用得多。此外，胸外侧血管和胸肩峰血管如果血管条件好，也可以考虑作为受区血管，但都仅作为备选血管考虑。

术前建议采用 Doppler 或者 CTA、MRA 进行血管定位，尽量在术前了解优势穿支的位置、口径、血流量、周围回流静脉情况，以及相关穿支位置等。通常以脐为参考点，记录穿支位置、穿行方式、走行距离，以及腹壁下深动脉发出穿支的模式等。

## 18. 游离腹部皮瓣关键手术细节

对于刚开始接触游离腹部皮瓣的乳腺外科医师而言，往往会认为手术的关键在动静脉吻合上的显微操作方面。但事实上，这大大低估了其实际的操作难度。在游离 TRAM 或者 DIEP 手术过程中，供受区的选择和设计、血管的选择和分离、血管吻合、皮瓣塑形、术中术后的观察和处理都需要投入相当多的精力，因此往往需要组建团队才能完成。可以说独立完成游离腹部皮瓣手术是一个乳腺专科整体实力的体现。

　　游离腹部皮瓣手术从术前准备的时候开始，就有许多值得重视的细节。首先需要对供区的血供进行评估和定位。可以采用全胸＋全腹 CTA 进行血管造影，在腹壁标记各备选穿支，记录各穿支走行方向、长度、发出穿支的主干位置、距离皮肤距离等术中需要的内容。影像学需要确认的主要包括以下几点：（1）是否有可供选择的穿支血管，是否被既往手术损伤；（2）确定优势穿支血管并标记；（3）优势血管是否容易分离获得。然后需要对相关皮瓣的范围，各血管和穿支的走向的体表定位予以标记。此外，还需要标记的是一些常规生理标记，其中最重要的是乳房下皱襞位置，其他还包括在乳房基底水平线上标记内、中和外侧。站立位时进行画线标记，仰卧位时可再次确认标记位置。其次，供区的切口的设计一般为椭圆形／梭形切口（图 7），外侧至髂前上棘，甚至腋前线，下至耻骨联合上褶皱，上至脐上，要确保组织量足够，允许腹壁进行闭合。对于受区／乳房切口的选择，如果是修复的话，可按肿瘤学安全性原则尽可能地切除受累皮肤。如果是整形再造，一般选择环乳晕切口就可。最后，患者的病史了解需要非常充分，对于有吸烟史的患者，应当要求其停止吸烟 1 周，并予以备血。对于有放疗病史的患者，受区血管尽量采用深部的胸廓内动静脉。此外，术前的谈话很重要，充分的二次手术或者手术失败风险的告知，费用的告知，手术时间的告知都对患者及其家属的心理准备有利。并且要告知患者行游离 TRAM 或者 DIEP 皮瓣的意义，可供选择的备选方案以及其各自优劣，还有术中可能更改方案等都要做到充分术前告知。

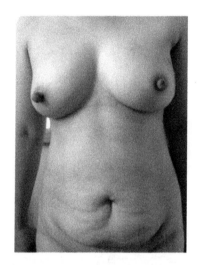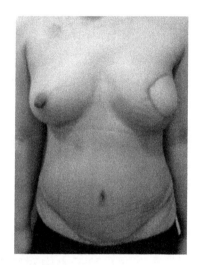

图 7　椭圆形切口 DIEP 术后（彩图见彩插 5）

一期重建中，若条件允许，可以两组医师同时进行手术，一组负责乳房区域手术及受区血管准备；另一组负责腹部皮瓣的游离。重建手术包括三大主要步骤：（1）皮瓣准备和腹壁切口闭合，脐部重新定位；（2）供受区血管准备；（3）微血管吻合以及皮瓣植入。

首先是腹部皮瓣准备，沿设计切口切开皮肤直至前筋膜，从外侧翻起皮瓣。分离下部分皮瓣，在髂前上棘与耻骨联合之间，腹股沟韧带中点区域时，需要仔细保留腹壁浅动脉及其伴行静脉，以防后续选择该系统作为静脉回流血管。若为双侧重建，可以先在中线做切口，将皮瓣一分为二，注意保护脐，再进行下面的步骤。在分离穿支时，需要了解其解剖分布规律，穿支一般分为内侧排和外侧排，均位于腹直肌外侧缘的内侧，因此我们从外侧分离皮瓣到腹直肌外侧缘后，就要开始格外小心仔细地寻找穿支并予以分离。常见位置是平脐水平，或脐以下 1cm 处的穿支最粗。合适的穿支一般色泽粉红并伴有一条直径大于 1mm 的静脉，并且可以触及或者看到动脉的搏动，大小约有 1mm。如果使用单穿支供血效果不是很确定。如果可以我们建议最好使用双穿或三穿支，基本可以保证 1、2、3 区均能获良好供血。如果选择以腹壁浅静脉回流为优势的皮瓣时，就需要保留腹壁浅静脉，故在切口下寻找腹壁浅血管时要特别注意。术前影像学确定并标记的穿支位置有助于术中对穿支进行定位；若未进行术前影像学定位，则在分离皮瓣脂肪与浅筋膜过程中逐条寻找穿支并术中评估各穿支直径及位置后，选择最优穿支保留作为血管蒂，若有多条穿支符合条件，则可以为皮瓣保留多条穿支。穿支的分离建议采用头戴显微镜进行，打开选定穿支周围的腹直肌前鞘，沿肌肉纤维方向分离优势穿支。结扎小分支时采用血管夹，不要使用电刀。分离血管蒂至腹壁下深血管主干，最佳血管蒂长 8～10cm。此外，一定的临床经验此时有助于我们观察所选的穿支动脉供血是否可以满足整个皮瓣的需要，若不行，可以考虑多保留一条穿支血管，若需要很多条穿支血管才能保证血运，则可能考虑进行游离 TRAM 重建。腹壁下动静脉一般是由一条动脉两条静脉组成，向下分离至髂前血管的开口处予以分离，记录血管离断的时间，此时完成皮瓣制备。

受区血管的准备，目前多推荐以内乳动静脉作为受区血管，尽管有时有些内乳动静脉分支的直径就足以进行吻合，但这是"可遇而不可求"的机会。一般来说，首选内乳动脉主干及其伴行静脉作为受区血管。虽然有证据显示左侧内乳动静脉口径较右侧更小，但这也不影响我们对其使用。并且其位于胸廓内，该处的内负压有助于静脉回流。暴露该血管的第一步是选择要打开的肋软骨，可以采用咬骨钳，也可以直接采用解剖刀直接切开。关于肋骨的位置，国内有学者认为第二、第三肋之间的内乳血管管径最粗最好分离，而国外有学者认为首选第四肋软骨区域，原因包括：（1）为过高肋间隙的血管进行吻合时，吻合处上方有时没有足够皮瓣遮盖，当患者站立位时容易出现异常外形；（2）此外，低位肋间隙容易暴露，可以避免过度牵拉造成的乳腺皮瓣缺血；（3）第四肋内乳血管的走行相对平行于胸壁，而第二肋处的血管向深部穿行，指向纵隔膜方向，不易操作；（4）如不小心损伤了第四肋的内乳血管，还可以重新从上肋分离。在切除第四肋软骨后，暴露第三、第四肋间隙，可以分离获得至少 3cm 长的血管。另一方面，我们要注意的是分离位置越低，血管越容易出现分支，肋间隙角度越大，空间越小，难度越大。

当完成供受区血管准备之后，下一步就是吻合血管。可以先将皮瓣简单固定于胸壁上，再利用显微镜进行血管吻合，注意避免扭曲血管。静脉端端吻合可以使用微血管吻合器（图8），动脉吻合通过手工缝合，一般建议 8-0 或者 9-0 不可吸收单股线缝合。供受区的血管口径大小一般来说差别不能太大。如果差别较大的时候，可对于偏小的血管进行修整，增大其吻合口。操作时注意修整外膜，避免外膜组织内嵌吻合口导致血栓形成。此外还要注意内膜和中膜的夹层分离的情况，如果出现内膜中膜夹层分离，那在吻合的时候针容易从分离的内膜与中膜的夹层之间通过，这样的吻合基本都会失败。吻合时，要注意对血管腔采用肝素水进行冲洗，吻合针数一般为 8 ～ 10 针。吻合完成后，进行通畅性测试（图9）。吻合成功后，对于血管蒂的放置也要注意，避免反折、压迫等情况的发生。

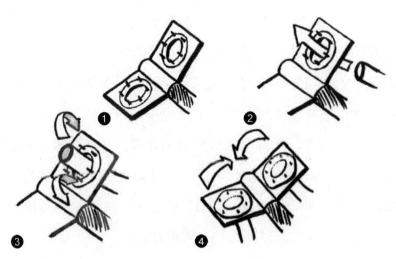

图8　吻合器吻合静脉血管步骤（❶→❹）

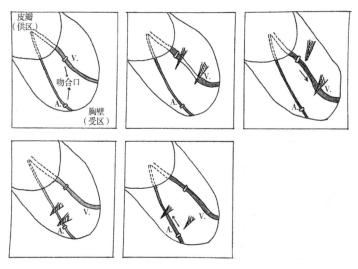

**图9 血管通畅性试验**

　　对于乳房再造而言，根据对侧乳房形态及术前的设计，修整皮瓣的厚度、形状及位置。形态满意后采用可吸收缝线固定塑形，放置两条引流后皮内缝合关闭乳房切口。在关闭腹部切口时，是否采用疝气补片有争议，我们的经验认为即使做的是DIEP皮瓣，但如果神经受到影响，腹直肌将来会发生萎缩，可以预防性使用疝气补片坚固腹壁，以减少术后腹壁疝的发生风险。腹部一般放置两条引流管。

　　在结束手术前，需要再一次观察皮瓣情况。以周围正常皮肤为参照，若皮瓣的颜色明显偏白，温度较低，则需要考虑是动脉不通畅。若皮瓣颜色偏深或者渗血明显，需要考虑静脉回流不通畅，这时都需要立刻打开进行血管探查。我们建议有条件的单位采用术中荧光显像系统，该系统通过全身静脉注射吲哚菁绿后，可以立刻在暗室下观察到皮瓣的血供情况。特别是对于动脉不通畅的情况能立刻识别，予以及时处理。

## *19.* 皮瓣危象是游离皮瓣重建术后最严重也是最紧急的并发症，了解其原因有助于我们更好地预防其发生

对于游离皮瓣重建术后，最严重也是最需要紧急处理的并发症就是皮瓣危象，引起皮瓣危象的原因主要是皮瓣血液循环障碍。血液循环障碍分为静脉障碍和动脉障碍，原因主要分为血管栓塞和血管痉挛。

首先我们来看静脉危象，较动脉危象来说，静脉危象更为常见。发生静脉危象时皮瓣表现为皮瓣皮肤由红润变为暗红、青紫、创面渗血呈暗红色，在早期（缝合完后）即可出现，血性引流 2 小时之内 200ml 以上。继而出现肿胀、水泡，毛细血管回流加快，皮瓣区皮肤温度较周围低 1 ～ 2℃。静脉血栓栓塞通常较动脉血栓栓塞发生早，可以发生于术后 72 小时内，最常见在术后 8 小时内。出现皮瓣回流障碍时应尽快手术：第一步即仔细检查血管蒂是否扭转或受卡压。若仅仅存在血管蒂扭转或卡压，则解决相对容易。若不存在扭转或卡压，则需要考虑血管内血栓形成。此时可对吻合静脉再一次进行通畅性试验。若确定为血栓形成，静脉回流不顺，则应切除血栓所在的血管范围，重新吻合静脉血管。如果仅存在部分远端的皮瓣回流障碍，可选择切除远

端皮瓣，若范围较广，则建议扩张静脉回流系统，例如，开放腹壁浅静脉系统。如果排除血栓形成和血管扭曲卡压，则考虑可能是血管痉挛引起，此时可给予密切观察，并予抗痉挛治疗。血管痉挛特点是发生突然，在有效抗痉挛后很快缓解，痉挛多因为疼痛、温度下降或血容量不足等引发。对于术中出现的血管痉挛，术者容易及时发现并处理，缓解快，术后也能保持平稳。但对于术后才出现的持续性痉挛或回流障碍，此时再行处理，最终出现部分或全部皮瓣坏死而失败的可能性还是较高。因此，静脉危象仍需以预防为主，在术中分离供区的皮瓣前，如果在夹闭其他穿支血管以测试皮瓣血运过程中就发生静脉危象的话，那可能说明所选择的回流静脉系统并不适合皮瓣，此时需要考虑保留多支穿支或者行游离 TRAM。另外，如果发现腹壁浅静脉粗大，则可能提示深静脉回流系统回流效果不佳，尽可能保留足够长的腹壁浅静脉作为备用是明智的做法，当术中发现腹壁浅静脉直径超过1.5mm 时都应该保留该静脉，以防术中需要将它作为静脉回流系统，或者帮助第三区皮瓣回流。在皮瓣塑形的过程中也需要保证皮瓣血管未受到卡压或者过分牵拉。

动脉危象通常发生较晚，多由于静脉回流障碍没有得到及时处理而引发。表现为皮瓣皮肤颜色由红润变成苍白，创面不出血，毛细血管回流缓慢或消失，皮温降低等。处理同静脉危象，及时的手术探查以及二次血管缝合是唯一有效的方式。动脉条件一般好过静脉，因此若出现动脉危象，和手术操作的关系往往较大。积极的预防最重要。(1)分离皮瓣不要过度牵拉血管蒂,否则会造成内膜损伤。(2)若需要结扎动脉小分支,建议远离穿支主干 1～2mm,以防止损伤穿支主干,并尽可能使用血管夹。(3)在吻合血管时需要仔细,吻合前注意处理好外膜,采用肝素盐水冲洗管腔。(4)在完成吻合后进行塑形时,血管蒂的扭曲、卡压也会引起血栓。(5)动脉不通畅的皮瓣表现一般在吻合后10～30分钟就会出现,主要表现为皮肤苍白,毛细血管试验超3秒,皮肤温度下降等。但这些标准的确相对主观,需要一定的经验才能识别,缺少某一个单独可以下诊断的指标。因此,努力改善血管的分离和吻合技术是关键。联合术中荧光显像系统有助于及早识别动脉不通的情况。(6)术前或术中的抗凝对于血栓的形成预防价值不大。

总之,血管危象是游离皮瓣手术最为重要和关键的术后早期并发症,除了术中的一些关键细节需要注意以外,术前的患者优选也很重要,如果患者存在糖尿病、高血压并接受过放疗的话,这类患者出现动静脉并发症的可能也会增大。并且合适的术前供受区血管选择也很重要。术后方面,我们要求术后 72 小时内监测皮瓣。培训护士进行皮瓣监测,包括如何采用 Doppler 监测穿支情况,如何早期识别血管危象等。

## 20. 感染和脂肪坏死也是游离皮瓣术后的并发症

感染的主要临床表现为局部皮肤或皮瓣的红肿,偶见伤口裂开并伴有脓性物渗出。多半发生在术后一周。处理上建议清创联合局部换药，依药敏全身应用抗生素。一般来说只要引流充分，游离皮瓣术后感染比较少见。对于常规的患者我们仅术前和术中预防性使用抗生素。对于局部晚期、创面开放并且存在术前局部感染的患者，我们尽量术前予以清创换药，减少局部感染负荷。术中使用手术无菌膜隔离肿瘤。术后抗感染按组织细菌培养的结果进行。引流非常重要，一定要做到"无死角"引流。

游离腹部皮瓣术后脂肪坏死率为 6% ～ 18%。而脂肪坏死大多因为血运不够造成，所以用于重建的组织最好都局部血运充足。根据解剖我们可以知道，外侧穿支供给的皮瓣Ⅰ、Ⅱ区血运最好，而中间支供给的皮瓣对侧区域血运较好。所以重建时选择穿支时需要综合考虑，但是血管吻合后各区域血运状况可能有所改变。还需要注意的是，皮瓣中血运最差的组织是 Scarpal 筋膜下脂肪，所以在塑形过程中，若皮瓣过大，最好修剪深部脂肪。并且伴有边缘静脉回流系统的皮瓣通常容易发生脂肪坏死。而皮瓣血流缺血时间长也与脂肪坏死有明显相关性。

（李顺荣　陈　凯　饶南燕）

# 脂肪移植在乳房重建和整形美容中的应用

## *21.* 乳房脂肪移植技术适用于乳腺癌患者术后乳房再造及要求乳房整形美容的正常人群

1893 年，德国科学家 Gustav Neuber 开始了第一例脂肪移植试验，他将手臂上的脂肪移植到眶周来矫正骨髓炎所导致的瘢痕畸形。1895 年，另一位德国人 Victor Czerny 将脂肪瘤移植到一例因乳腺炎行乳腺切除而造成缺损的患者胸部。1909 年有第一例脂肪注射的记载，Eugene Hollander 认为脂肪是一种自然的填充物，提出了脂肪注射，并将脂肪注射到人体的面部和胸部来进行外形的重塑。而乳房脂肪移植技术的快速发展是在 1987 年 Bircoll 报道了应用吸脂术获取脂肪组织并移植到胸部的案例之后。美国整形外科医师协会（American Society of Plastic Surgeons，ASPS）之前发布的一项调查研究显示，在乳腺癌患者的乳房再造过程中，美国 70% 的整形外科医师都会采用脂肪移植技术。一般来说，脂肪移植比较适合应用于乳房部分或全部切除患者的乳房重建。当然，对于一些因为放疗导致放射损伤或者发生乳房包膜挛缩的情况也是可以考虑的。而对于正常人群来说，如果双侧乳房不对称，乳房较小，或者某个部位出现了一些凹陷性的瘢痕，也可以采用脂肪注射移植的方法。既往也已经有相关研究证实了脂肪移植在隆乳方面的确切效果。

## *22.* 脂肪移植主要包括获取、加工和注入三个部分，加工过程直接影响脂肪细胞活性和术后存活率

首先是脂肪组织来源的选择。获取脂肪的最常用部位是腹部，其次腰部或者大腿部位。脂肪供区的选择并没有一个硬性的规定，主要取决于该区域的肥胖程度和医师的手术习惯，因为没有证据显示取自不同部位的脂肪移植后会有不同的效果。患者麻醉后，在抽脂部位注射麻醉肿胀液，使用注射器吸脂或者负压吸脂从脂肪堆积部位吸脂。尽管有人认为使用较大孔径的针管抽吸脂肪可以增加脂肪细胞存活的可能性，但更多的研究却提示目前并没有哪一种获取方法比其他方法有明显的优越性。接下来是脂肪组织的纯化处理，这一步非常的重要，往往会影响最后脂肪组织的存活程度及术后的美容效果。处理过程包括淘洗、过滤、洗涤、离心等步骤，通过这些步骤，清除掉一些细胞碎片等，并尽量减少对具有活性的脂肪细胞的损害，从而提高移植成活率。最后是将纯化后的脂肪移植到受体区域。注射的层次包括皮下、

腺体内、乳房后间隙及胸大肌区域等。注射的时候一般是先用钝性的针头形成一个注射隧道，然后用注射器将脂肪组织注射到缺陷的区域，注射的时候注意要一边后退一边缓慢地少量注射，不仅可以尽量地保证脂肪的存活率，也可以减少组织内张力和自身组织的损伤，避免出现硬块、钙化和脂肪液化等并发症。多点、多隧道、多平面扇形注射可以让移植的脂肪与受体区域更充分地接触，从而得到更好的血供。自体脂肪移植因为是采用注射的方法，因此，一般不会留下明显的瘢痕。

## 23. 获取和移植脂肪细胞整个过程和移植受体区情况均是影响脂肪移植细胞存活与美容效果的重要因素

获取脂肪组织的时候，粗糙的手法会不同程度地影响到细胞的存活情况。在处理脂肪细胞的时候要小心防止细胞破裂，包括使用生理盐水清洗抽出的脂肪，清除死亡的细胞和细胞碎片。在分离脂肪细胞的过程中有一个重要的环节就是离心，离心的速度也可能影响细胞的存活。在实际的手术工作当中进行离心操作并不方便，因此我们常采用的是静置的方法，靠重力对脂肪液进行分层。我们知道，移植后脂肪细胞的存活是需要受移植区的血管供应营养的。因此，受移植区的血管供应情况是一个重要的影响因素。有观点认为，对于乳房重建手术的患者同时进行一期的脂肪移植时，脂肪成功率并不会高，原因就在于此时受区的血管供应并未形成，并且受区局部仍会有渗液或炎症等反应，因此，不利于脂肪细胞的生长。此时，进行二期的脂肪移植可能是合适的：待患者手术半年后，伤口恢复良好再返院行二次脂肪移植填充术，此时受区的渗液或炎症消失，局部血供网络形成良好，非常有利于脂肪细胞的生长。其他因素包括患者的年龄、基础身体状况、受体区的瘢痕及之前受辐射剂量等，均会影响到患者的脂肪细胞存活率。这也是我们一直强调的根据不同患者的具体情况设计"个体化"治疗方案。在移植术后的一段时间内，对脂肪细胞的压力等外界因素也会影响到其存活率。因此，我们会建议患者佩戴固定胸部的内衣，睡觉的时候避免压迫到，同时避免剧烈运动。

## 24. 脂肪移植存在一些难题，尤其是移植脂肪的存活率及术后脂肪吸收影响手术效果的问题

脂肪移植是一种破坏性比较小的手术，因为是取自于患者自身，所以没有免疫排斥等问题。自体脂肪移植也不引起人体的内分泌改变，对乳腺本身不会产生伤害，不影响术后的生育和哺乳。而且取材比较方便，安全，组织来源丰富，经济成本较低。但是，脂肪移植还是存在一些问题，比如脂肪填充之后可能会发生变形，达不到令人满意的美容效果。另外一个方面，脂肪移植的吸收性也很难预测，具有个体差异，移植多了或者少了都会影响美容效果，所以还可能需要再次手术。考虑到注射后部分脂肪

组织会发生坏死，脂肪移植后残留量也不确定，一般根据经验我们会采用超过缺损量20%～30%的注射量。当然，这也并不能完全避免前面我们所说的由于患者个体差异而影响到其吸收性的问题。为了改善远期效果，近年来有研究者尝试了各种不同的方法来改善脂肪组织的存活情况，比如说富血小板血浆辅助脂肪移植和细胞辅助脂肪移植，其原理均是通过改善移植区域的血管化和细胞增殖，从而提高脂肪细胞的存活率。但这些技术也有不足之处，比如说花费的成本较高，费时，且可能有增加肿瘤发生和进展的风险，其肿瘤安全性是我们需要考虑的问题，有待进一步的验证。

## 25. 脂肪移植目前仍存在一定的争议，可能会出现一些并发症，同时其致瘤性等临床安全性也是一个争论的焦点问题

关于乳房整形和再造术中采用脂肪移植的争议其实由来已久。在20世纪脂肪移植技术发展的如火如荼的时候，有些研究者提出了脂肪移植后会影响乳腺癌患者早期的诊断，特别是移植区脂肪组织出现钙化或坏死后会影响临床医师和影像科医师对早期乳腺癌的诊断，这也在一定程度上影响了脂肪移植技术的发展。但后来随着相关影像学检查发展，研究者们发现脂肪移植后并没有影响到乳腺癌复发的早期检测。既往众多研究均侧重于脂肪移植在乳房手术中的有效性，近期的一些大规模的研究和病例

的随访也开始报道了一些并发症等临床安全性的数据。有学者曾报道过包括了 880 例自体脂肪移植的长期随访情况，结果显示脂肪坏死是最常见的并发症。还有少数出现乳房浅表的感染、皮肤感觉减退、血肿及术后疼痛等并发症。

　　另外，脂肪移植的致瘤性也是一个备受关注的问题。一些人认为脂肪移植区新生血管的生成、炎症反应和干细胞的分化等可能会激活肿瘤细胞，从而导致肿瘤的进展或复发转移。既往也有研究证明脂肪细胞分泌的细胞因子可通过促进细胞的增殖，促进血管生成，从而提高肿瘤细胞的侵袭性。因此，部分学者提出对于那些高风险的患者，比如乳腺癌家族史，或者携带乳腺癌易感基因 *BRCA1/2* 的患者选择脂肪移植应该谨慎。但目前仍没有明确的证据证明脂肪移植会增加肿瘤发生的概率。这也需要更多的临床研究和更大量的随访病例来进一步证明其安全性。而关于脂肪移植的研究也将主要集中在其有效性和安全性上，特别是如何改善移植后脂肪组织的存活情况，以及证实其临床安全性从而消除人们的疑虑，还会有很长的路要走。而正是这些目前存在的问题和挑战，成为了我们这些临床工作者和研究人员不断前进的动力。

（陈彦博　饶南燕　胡婷婷）

# 胸壁 / 腹壁重建修复术

胸壁 / 腹壁是一个相对关注点不足的部位。对于胸外科医师而言，因为很少出现原发于胸壁方面的肿瘤，所以胸壁的肿瘤切除与重建的经验不足。对于乳腺外科医师而言，乳腺癌侵犯胸壁是很常见的情况。但在强大的系统性治疗支持下，以及现代乳腺外科专科化发展与培养体制下，乳腺外科医师往往也不敢涉足胸壁的切除和重建修复工作。然而，我们在临床是确确实实可以看到一部分（局部）晚期患者，在进行了若干轮的新辅助化疗或解救化疗后，侵及胸壁的肿块依然岿然不动。这些患者生活质量非常差，包括局部化脓感染后的恶臭、出血、疼痛。因此，虽然此时局部的手术未必能改善生存，但对于短期内患者的生活质量的提高仍具有莫大的帮助。因此，我们团队针对（局部）晚期在系统性治疗后效果不佳，局部症状明显并有强烈手术意愿的患者，开展了包括胸骨 / 肋骨切除 + 硬胸壁重建修复手术。图 10 展示了一个典型的病例，该患者为胸壁复发伴远处转移，在行若干系统性治疗后，全身情况控制良好，但局部仍然是一个火山口样改变，该患者因感染，恶臭，疼痛，极大影响了生活质量，来我院寻找局部治疗，我们考虑到病灶位置相对特殊，位于胸腹中间位置，若使用背阔肌皮瓣，则会由于需要覆盖的距离较远无法完成修复。若取腹直肌皮瓣则会导致缺损过大，腹部缝合困难。因此，我们采用股前外侧肌游离肌皮瓣修补术。同时，该患者因肿物侵犯肋骨和胸骨，因此需要进行肋骨和胸骨切除后的硬胸壁重建。我们采用"三明治"式的硬胸壁重建方法（图11）。全程手术均由我中心乳腺整形外科医师团队独立完成。

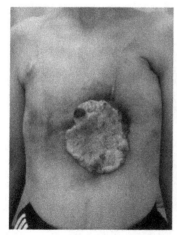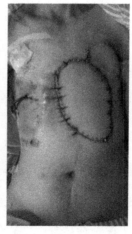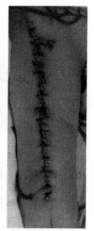

图10　硬胸壁重建手术（术前术后观）（彩图见彩插6）

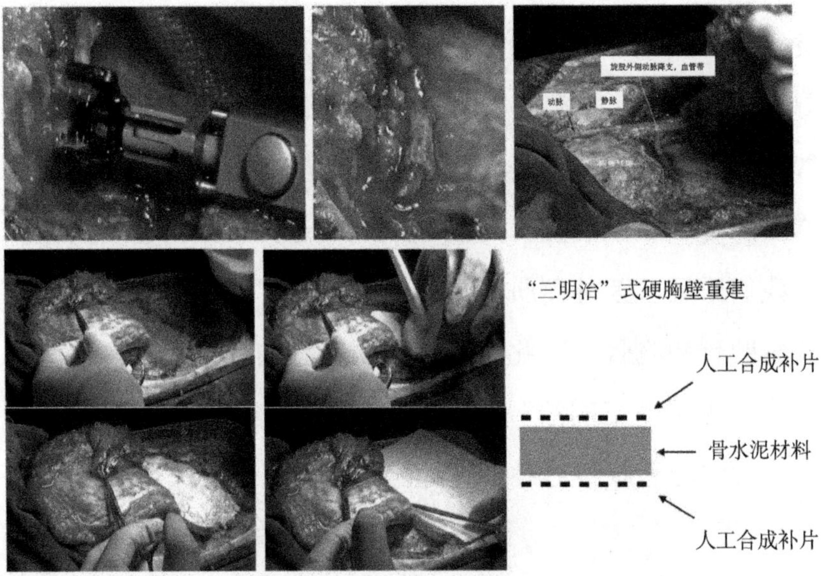

"三明治"式硬胸壁重建

人工合成补片

骨水泥材料

人工合成补片

图 11　硬胸壁重建的关键技术步骤（彩图见彩插 7）

## 26. 符合指征的胸壁重建其目的主要包括重建胸壁的稳定性和建立可靠且血运良好的软组织覆盖

一般来说，胸壁重建通常有四个指征：第一是肿瘤切除术后，包括原发或复发的肿瘤切除；第二是放疗所造成的损伤；第三是创伤，特别是比较严重的局部组织缺损，自身无法完成修复的；第四是局部瘢痕挛缩影响关节功能的。在临床工作中，胸壁重建修复的应用常见于支气管胸膜瘘合并脓胸的胸腔内重建，以及胸壁肿瘤切除后的胸壁重建，我们主要讨论后者。

胸壁重建修复手术比较复杂，对患者造成的创伤也比较大。因此应当加强患者术前的一般状况和营养状况优化。此外，术前应当评估患者的呼吸功能，例如肺功能检查，这非常重要，在经历胸壁大部分切除手术后，许多患者会出现一定程度的术后呼吸功能不全。术前呼吸功能差的患者在接受胸壁大部分切除手术后可能会出现气管插管后的拔管失败和长时间的呼吸机依赖等问题。

此外，术前制定清晰的重建计划非常重要。肿瘤侵犯范围的准确评估是术前手术计划制定的重点，因为侵犯的范围往往预示着缺损的范围。缺损可以从内到外逐层评估：从胸膜开始，然后到骨性结构，再到软组织。切除这些结构的任何一部分都会产生特定的问题，也因此需要特定形式的重建。重建的两个主要部分是重建胸壁稳定性和可靠且血运良好的软组织覆盖，同时避免肺疝和反常胸廓运动，防止胸部手术后向患侧收缩，防止后胸壁切除术后肩胛骨嵌塞入缺损部位，保护下纵隔器官，以及维持一种审美上可接受的胸部形状。同时为了减轻对呼吸功能的负面影响，通常需要在胸壁大部分切除后恢复骨骼的稳定性，此时我们可能需要使用一些假体材料。对于软组织覆盖，我们需要选择合适的游离皮瓣。

## 27. 对于肿瘤切除所致胸壁缺损，重建胸壁的稳定性是第一要务。其次是骨骼的稳定性

在人工合成网片引入之前，胸壁重建主要采用自体组织，如肋骨移植物和筋膜移植物等。现在对于胸壁肿瘤切除术后，我们可采用人工合成网或生物网，通过使用张力缝合，扎牢骨骼缺损

来完成半硬性胸壁重建。此外，我们建议将更硬的固定材料与人工合成网片联合使用，用于进行硬胸壁重建。聚甲基丙烯酸甲酯常被用于修复大型的前胸壁或前外侧胸壁缺损，理想的假体材料应该包含以下的要求，可减少胸廓的矛盾运动，允许组织长入，同时不妨碍射线可透性，保证可通过影像结果来评估肿瘤复发。表1总结了常见的胸壁重建人工合成材料相关的优缺点。

表 1 胸壁重建人工合成材料优缺点对比

| 材料 | 优点 | 缺点 |
|---|---|---|
| 聚丙烯 | • 价格不高<br>• 大孔，允许组织围绕纤维长入 | • 无初始的水密封功能；可塑性方面劣于 PTFE，且缝合时倾向于收缩<br>• 在污染伤口中不能使用<br>• 感染后需取出 |
| 聚四氟乙烯（PTFE） | • 实现了水密封（微孔）<br>• 容易缝合<br>• 可塑形，可伸展进入伤口<br>• 耐用 | • 价格稍高<br>• 微孔无法让组织生长进入<br>• 在污染伤口中不能使用<br>• 感染后常需取出 |
| 聚甲基丙烯酸甲酯(PMMA) | • 利于增加硬度<br>• 常与聚丙烯网联用<br>• 可适应胸壁的弧形形状 | • 发热反应可能引起组织热性损伤<br>• 成形（Mold）稍困难<br>• 可能在边缘区域撑破组织<br>• 很硬，适合灵活性低的胸壁重建<br>• 不允许组织长入<br>• 倾向于形成黏液肿 |

当人工合成网应用于被辐射过或受细菌污染的部位时，手术并发症发生率往往会显著增加。伤口污染是使用人工合成网的禁忌证之一，除非不使用它会引起患者对呼吸机的长时间依赖，否则不建议使用人工合成网片。然而，这个时候，生物合成网片

是另外一种选择，生物合成网片包括人类和异基因非细胞真皮基质。动物模型中已证明生物合成网片允许组织长入，两者能相互结合，并且有血管和血运的重建，此时对感染或并发症风险高的伤口很有价值。但主要的局限性在于其高昂的成本，以及未经证实的对胸壁的长期稳定性。人工合成或生物合成材料置入后，血运的良好及合适的软组织覆盖以减少暴露和感染的概率很重要。我们建议采用"三明治"式的重建方式，即前后各使用一片人工合成网，中位夹一层生物合成材料如 PMMA。

　　胸壁骨架的重建需要考虑缺口大小、缺口位置以及胸壁的条件等。有观点认为，当出现四根或者以上肋骨的缺损，需要进行胸壁骨架重建。也有观点认为，缺损直径大于 5cm 时就需要使用生物合成材料重建。对于缺口位置的考虑则是，缺损在前胸壁比缺损在后胸壁更加需要稳固的重建，因为前胸壁对呼吸的影响更大。对于前外侧胸壁缺损基本都需要采用生物合成材料进行重建。对于后胸壁肩胛下和第四肋以上直径小于 5cm 的缺口通常可以考虑使用软组织覆盖，不进行重建。最后一个是胸壁本身的条件，放疗将直接导致胸壁僵硬及纤维化，因此单独的肌皮瓣有时就足以为这种放射性缺损提供足够的稳定性，且不造成连枷胸。

## 28. 软组织皮瓣修复是胸壁重建修复中的第二个重要部分，包括胸大肌、前锯肌、背阔肌、腹直肌、斜方肌及网膜修补等

　　对于软组织皮瓣修复，因缺损的部位不同，往往需要灵活的

设计，熟悉不同皮瓣的特性、血供和操作方法有利于我们更好地使用软组织皮瓣进行修复（表2）。

表2　各修复皮瓣特点

| 皮瓣 | 大概尺寸 | 血供来源 | 通常用法/特征 |
|------|---------|---------|--------------|
| 胸大肌 | 15cm × 23cm | • 胸肩峰血管<br>• 乳腺内穿支 | • 用于填充胸腔的头侧部分和胸骨缺损<br>• 通过近腋窝处第二、第三、第四肋的节段性切除制成<br>• 整块地使用这一皮瓣可增加其游离性 |
| 前锯肌 | 15cm × 20cm | • 胸外侧血管（腋窝）<br>• 胸背血管的前锯肌分支 | • 用于覆盖纵隔或疝<br>• 可与背阔肌皮瓣联用，用于更大型缺损 |
| 背阔肌 | 25cm × 35cm | • 胸背血管<br>• 肋间穿支和腰穿支 | • 用于填充外侧、前外侧和后侧胸壁<br>• 通过前外侧胸壁处开口引入该皮瓣（与前锯肌相似）<br>• 清除其肱骨附着可增加皮瓣的伸展范围 |
| 腹直肌 | 25cm × 6cm | • 腹壁下深、浅动静脉血管 | • 应用最广泛，用于胸骨（前侧）和前外侧下胸壁缺损<br>• 从上腹部转移过去（带蒂） |
| 斜方肌 | 34cm × 18cm | • 颈横血管、枕血管、肩胛背血管和肋间穿支 | • 常用于后胸壁和胸壁尖部的缺损 |

其中，胸大肌肌皮瓣、背阔肌肌皮瓣和腹直肌肌皮瓣是应用较多的软组织覆盖材料。以胸肩峰为蒂的胸大肌肌皮瓣能可靠地覆盖到除下胸骨以外的整个前胸壁，同时可以保留肌肉的神经支

配和功能。背阔肌肌皮瓣可轻易到达胸外侧、后侧和前胸，包括前纵隔。采用背阔肌肌皮瓣转移时，可以将皮瓣转移至胸前侧部位。然而，如果皮瓣宽度超过 8 ～ 10cm，供体部位可能需要皮肤移植。临床上也可以采用前锯肌与背阔肌肌皮瓣结合，以生成更大的皮瓣来填补。腹直肌肌皮瓣可作为肌瓣或肌皮瓣转移，有纵向或横向皮肤取向，后者可从下腹部提供更大面积的皮瓣。在胸骨重建手术中，即使行内乳血管结扎，腹直肌肌皮瓣依然可以使用，因为其凭借肌膈动脉以及低位的肋间动脉供血仍可获得良好的灌注。

（感谢王报晓、王家维对胸壁重建部分内容的整理工作）

## 29. 腹壁重建的目标是通过用稳固的软组织覆盖，恢复筋膜的完整性，预防疝形成，保护腹部脏器，并尽可能地恢复功能

首先术前应该做好相应的准备工作，应对患者进行体格检查，以评估其一般情况、腹壁的完整性、任何腹壁异常的程度和位置，以及可能妨碍组织皮瓣血供的瘢痕。同时建议完善患者的常规化验和营养学检查。患者的一般健康状况如营养和心肺功能等术前都应尽可能地改善，以将手术后的并发症风险最小化。术前 CT 检查可以明确缺损的特征及腹壁解剖、血管分布，有助于手术方案的提前规划。当然，理想情况下，为得到更好的预期效果，腹壁重建最好应由一个多学科小组完成。

在进行腹壁重建修补的时候应遵循重建手术的"解剖复原"原则。在重建过程中，应该尽可能多地消除死腔，并避免引起广泛的皮肤损害。同时，外科医师还应选择一种将肠粘连、肠瘘和肠穿孔的概率降至最低的重建方法。无论是否采用了补片，肌肉筋膜层都应当尽量进行一期缝合。避免筋膜缝合部位的张力过大很重要，应当使修补处筋膜承受生理性的张力，这样有利于减少早期开裂和晚期疝发生的风险。对于腹中线的肌筋膜缺损，根据缺损的部位和大小，可选择游离周围的组织筋膜，使得缺损两侧的肌筋膜得以低张力缝合。对于肿瘤切除引起的外侧筋膜缺损，选用人工合成型或生物合成型的补片进行修补是最好的选择。

## *30.* 当腹中线的筋膜边缘不能在低张力下对合时，应考虑使用游离周围组织结构的技术

当腹中线的筋膜缺损后，其两侧边缘不能在一定的低张力（生理性张力）下对合时，我们会考虑使用游离周围组织结构的技术。例如，可以将腹外斜肌腱膜游离至向半月线的外侧，使得腹直肌能够向中线靠拢，并在没有损伤腹壁神经血管的情况下，连接腹内斜肌和腹横肌。起初组织结构分离技术还包括游离腹直肌鞘。据报道，通过组织结构分离使两侧向中线靠拢的距离缩短的程度，在上腹部为5cm，腰围处为10cm，耻骨弓上为3cm。这种方法可以避免使用补片，对于不推荐使用补片的受污染区，这是进行一期缝合的重要技术。如果应用得当，这一技术术后的

疝复发率较低。即便因内脏破损、瘢痕、切除手术等造成腹直肌损伤时，也可以采用这一技术。

## 31. 切口疝是外科医师在重建中常遇到的一个手术并发症，且修补后仍有较高的复发率。局部的感染会增加其复发的风险

既往统计数据表明，腹正中线切口剖腹手术后切口疝的发生率约为 11%，而三分之一的切口疝会引起症状，4% 接受剖腹手术的患者将会接受第二次手术修补切口疝。疝气患者有可能出现与肠道相关的并发症，如肠外瘘、梗阻、嵌顿和绞窄等。疝气患者其他功能也可能受到一定的影响，包括呼吸功能衰退、腹壁功能丧失和腹部肌肉薄弱。美观也是经常引起腹部疝气患者关注的问题。此外，腹壁切口疝修补术后感染的发生率为 4% ～ 16%。如果患者以前有过感染，风险更是会明显增加，有研究显示可达 80%。其他与疝修补术有关的还有与肠道相关的并发症，如粘连、梗阻、糜烂和瘘管等。

## 32. 使用补片可有效降低术后疝的复发率。针对不同的伤口情况选择不同的补片及手术方式很重要

一项关于是否在疝修补术中使用补片对术后疝复发率影响的前瞻性随机研究表明，随访 3 年及 10 年的数据均提示，使用补

片能降低一半腹壁疝术后的二次复发率。对于直径 2cm 或以下的缺陷可能适合于单纯缝合修补，但是腹壁疝工作组仍然认为这些小的缺陷的修补，如果使用补片仍能有获益。我们建议对所有腹壁切口疝的修复都利用补片进行加固。当整个或部分筋膜缺陷，使得一期缝合无法进行时，补片仍可用于缺陷处的桥接缝合，但这种方法会相应提高术后并发症的风险以及疝的复发率，所以补片桥接只有在游离周围结构后，筋膜边缘仍然无法对合的情况下才考虑使用。而对于非常大的筋膜缺陷，补片桥接可能就只能是唯一选择了。

目前使用的两种主要的补片包括人工合成型和生物型。表3中我们会总结两者的优缺点。大多数外科医师对耐用可靠的人工合成补片更熟悉，但其在污染或感染的部位一般是禁忌证。在污染部位，生物型比人工合成型补片更有优势，特别是当腹壁缺陷处有细菌污染时则更应考虑使用生物型补片。在一项生物型补片的研究中，80% 的患者成功地接受了污染的腹壁疝修补术，并且1 年内没有将补片取出。目前还没有大型的研究比较腹壁疝修补术中人工合成型和生物型的结局差异。人类的无细胞真皮基质是目前最有效的生物型补片，以前常用于腹疝修补，有研究提示对于中等大小的疝使用 ADM 修补后的复发率明显降低；但是更多的研究显示其容易出现局部膨隆和疝复发率升高，因此，现在使用受到了一些限制。

表 3　人工合成型和生物合成型网补片的优点和缺点比较

| 补片类型 | 优点 | 缺点 |
|---|---|---|
| 人工合成型 | 相比一期缝合能降低疝复发率 | 有引起内脏粘连、肠损伤、瘘、梗阻的风险 |
| | 生物学惰性 | 异物（无组织重塑性） |
| | 植入后能保持坚韧 | 感染或暴露后往往需要移除 |
| | 相对廉价 | 在污染伤口中移植物有高感染风险 |
| | | 理论上，辐射可以增加肠道黏附和脱出等并发症的风险 |
| | | 在污染伤口中可能是禁忌证 |
| 生物型 | 可能对补片感染更具抵抗能力 | 相比人工合成型更昂贵 |
| | 证明能促进血管形成 | 有些材料可能会随着时间的推移而拉长 |
| | 当补片被细菌污染时往往不需要移除 | 一些类型材料有报道出现不同的宿主反应（包裹和吸收） |
| | 肠粘连的风险更低 | 有报道一些类型材料可引起高概率的疝气复发（高达 80%）和皮下积液 |
| | 能够用于高风险的外科手术部位或者直接放置在肠表面 | 大部分材料没有有效的长期数据支持 |

　　特别是对于那些使用人工合成补片的患者，研究发现，与那些没有进行补片修补的患者相比，其日后接受肠管切除术或计划外的肠切除的可能性会更高。因为人工合成型补片可能促进肠道粘连等情况发生。此外，可能使疝修补更加复杂的因素还包括：影响皮肤血运的多发性瘢痕、广泛的肠道粘连、肥胖，以及慢性

疝气引起的腹壁功能丧失。因此，腹壁疝工作组发布了一种分级系统，根据手术部位和情况及其并发症风险的不同，给出不同的补片使用建议。腹壁疝工作组还建议使用人工合成或生物补片加强所有的腹部切口疝的修补，而不需考虑中线筋膜是否可以达到解剖低张力对合，除非有明确的手术禁忌证。具体并发症风险评估及建议见表 4。

表 4 腹壁疝工作组对不同手术部位引起并发症风险分级及其建议

| 分级 | 标准 | 建议 |
| --- | --- | --- |
| 1 | 健康的患者无伤口感染史 | 建议使用人工合成补片加强所有的切口疝的修复，无论中线筋膜是否可以闭合 |
| 2 | 没有伤口感染，但有一种或多种增加感染风险的相关因素的患者 | 生物补片在这些情况下可能比人工合成补片有优势 |
| 3 | 侵犯肠道、存在腹壁伤口、感染的患者 | 不推荐人工合成补片；生物补片可能是个不错的选择 |
| 4 | 合成型网补片感染或脓毒症患者 | 不应在感染未控制的情况下使用任何补片；可以考虑二期修补 |

## 33. 腹壁缺陷都应进行一期修复，除非患者不稳定或组织有明显的细菌污染。此时先行多次清创，再行延迟性修复重建

对于下腹部的缺陷，如果局部组织的皮肤无法一期缝合，可以使用来自大腿的带蒂皮瓣。即便是在中线筋膜缺损中，下腹部处使用游离组织分离技术效果不如在中腹部时好。对于不能一期

缝合或使用局部皮瓣关闭的腹壁缺损，可以使用不同供区的皮瓣来提供稳定的软组织覆盖。下腹部的缺陷可以用来自大腿的带蒂皮瓣组织。下面总结了腹壁重建的带蒂皮瓣选择的关键因素，见表5。

表5　取自大腿和腹部的带蒂皮瓣腹壁重建的应用

| 皮瓣 | 特点 |
| --- | --- |
| 股前外侧瓣 | 较大的表面积 |
| | 极少出现供瓣区病变 |
| | 通常能到达脐区，有报道称还可以到达肋缘 |
| | 可以到达同侧髂后上棘后外侧和对侧的外侧窝 |
| 股直肌瓣 | 可以作为肌肉皮瓣、肌皮瓣，或合并大腿外侧皮瓣的一部分以进行转移。该皮瓣可提供一个长圆柱形肌肉，约6cm宽，并且可支持12cm×20cm的皮肤 |
| 联合大腿肌皮瓣 | 又称为"次全大腿"皮瓣，利用股骨外侧旋支血管系统支配范围广泛的优势，包括股直肌、阔筋膜张肌、股外侧肌或股前外侧皮瓣组织 |
| | 几乎整个腹壁皮肤都可以用双侧次全大腿带蒂皮瓣重建 |
| | 这些皮瓣的筋膜部分可用于修复筋膜缺损，但补片的使用还是很有必要，因为单独使用大腿筋膜还是容易沿着它的纤维撕裂 |
| 腹直肌皮瓣 | 腹直肌皮瓣皮岛的选择可以是横行的，也可以是纵行的。按不同的缺损部位和范围进行合理利用 |
| | 一般适用于位于外侧腹壁缺陷的修补 |
| | 避免在大面积的腹壁缺损时采用腹直肌皮瓣，因为这样可能增加供区皮肤的缺损 |
| 背阔肌瓣 | 背阔肌瓣的弧形旋转一般都可覆盖到上外侧的腹壁缺损 |
| | 可以用作肌肉或肌皮瓣 |

　　对于中上腹部的缺陷如果不能在局部组织处用皮肤一期缝合覆盖，则可以考虑使用来自胸背部的肌皮瓣来提供软组织覆盖，如背阔肌等。通常来说，上腹部的中心位置是一个比较难使用带蒂皮瓣重建的区域，因为此时只有以躯干或大腿为基础的带蒂皮瓣远端部分才能达到缺损区域，因此，中上腹部缺陷时常常需要游离皮瓣，并且可能需要进行动静脉的血管吻合。在多次手术或放射治疗的患者中，经常会遇到受区缺少可信赖血管的情况。此时，采用静脉移植或有助于解决这种情况。可能的供体血管包括股血管及其分支，内乳、上腹壁、下腹部和胃网膜血管等。另外，可以考虑使用腹腔内血管作为受体血管，但这需要为游离皮瓣的血管蒂在腹壁或补片处创造一个通道，同时，这也会增加疝的发生风险，以及增加血管蒂受压和血栓形成的概率。这都是我们需要考虑的问题。

（李顺荣　朱李玲　陈彦博　宋尔卫）

# 出版者后记
## Postscript

　　1年时间，365个日夜，300位权威专家对每本书每个细节的精雕细琢，终于，我们怀着忐忑的心情迎来了《中国医学临床百家》丛书的出版。我们科学技术文献出版社自1973年成立即开始出版医学图书，40余年来，医学图书的内容和出版形式都发生了很大变化，这些无一不与医学的发展和进步相关。

　　近几年，中国的临床医学有了很大的发展，在国际医学领域也开始崭露头角。以北京天坛医院牵头的CHANCE研究成果改写美国脑血管病二级预防指南为标志，中国一批临床专家的科研成果正在走向世界。但是，这些权威临床专家的科研成果多数首先发表在国外期刊上，之后才在国内期刊、会议中展现。如果出版专著，又为多人合著，专家个人的观点和成果精华被稀释。

　　为改变这种零落的展现方式，作为科技部所属的唯一一家出版机构，我们有责任为中国的临床医生提供一个系统展示临床研究成果的舞台。为此，我们策划出版了这套高端医学专著——《中国医学临床百家》丛书。"百家"既指临床各学科的权威专家，也取百家争鸣之义。

丛书中每一本书阐述一种疾病的最新研究成果及专家观点，按年度持续出版，强调医学知识的权威性和时效性，以期细致、连续、全面展示我国临床医学的发展历程。与其他医学专著相比，本丛书具有出版周期短、持续性强、主题突出、内容精练、阅读体验佳等特点。在图书出版的同时，同步通过万方数据库等互联网平台进入全国的医院，让各级临床医师和医学科研人员通过数据库检索到专家观点，并能迅速在临床实践中得以应用。

在与专家们沟通过程中，他们对丛书出版的高度认可给了我们坚定的信心。北京协和医院邱贵兴院士表示"这个项目是出版界的创新……项目持续开展下去，对促进中国临床学科的发展能起到很大作用"。北京大学第一医院霍勇教授认为"百家丛书很有意义"。复旦大学附属华山医院毛颖教授说"中国医学临床百家给了我们一个深度阐释和抒发观点的平台，我愿意将我的学术观点通过这个平台展示出来"。我们感谢这么多临床专家积极参与本丛书的写作，他们在深夜里的奋笔，感动着我们，鼓舞着我们，这是对本丛书的巨大支持，也是对我们出版工作的肯定，我们由衷地感谢！

在传统媒体与新兴媒体相融合的今天，打造好这套在互联网时代出版与传播的高端医学专著，为临床科研成果的快速转化服务，为中国临床医学的创新及临床医师诊疗水平的提升服务，我们一直在努力！

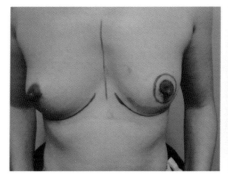
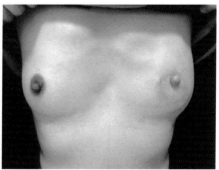

彩插 1　背阔肌皮瓣重建左侧乳房术后（见正文 025 页）

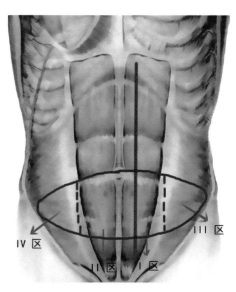

彩插 2　TRAM 血供分区（见正文 030 页）

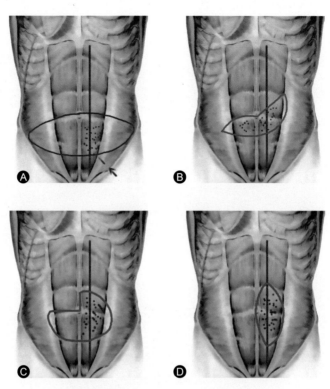

A：横形腹直肌皮瓣；B：斜行腹直肌皮瓣；C："吃豆人"形腹直肌皮瓣；D：纵行腹直肌皮瓣

**彩插 3　TRAM 供区皮岛形状（见正文 033 页）**

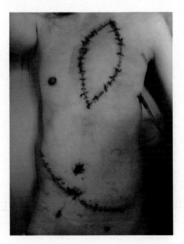

**彩插 4　斜行 TRAM 术后（见正文 034 页）**

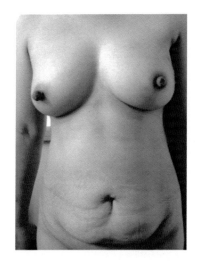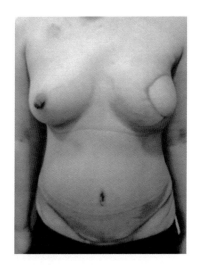

彩插 5　椭圆形切口 DIEP 术后（见正文 045 页）

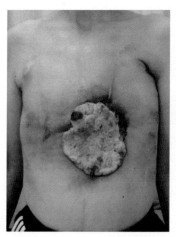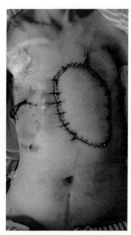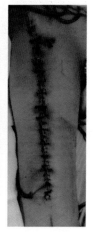

彩插 6　硬胸壁重建手术（术前术后观）（见正文 061 页）

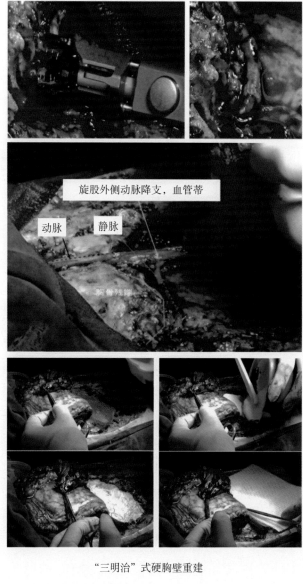

"三明治"式硬胸壁重建

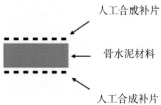

彩插 7　硬胸壁重建的关键技术步骤（见正文 062 页）